老年人

家庭护理和急症应对

孙沛泽　◎主编

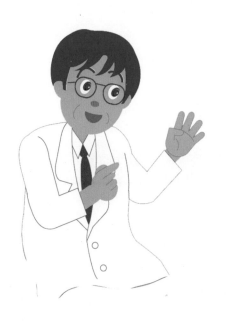

华龄出版社

责任编辑：薛　治
责任印制：李未圻

图书在版编目（CIP）数据

老年人家庭护理与急症应对 / 孙沛泽主编 . —北京：
华龄出版社，2020.1
ISBN 978–7–5169–1572–1

Ⅰ.①老…　Ⅱ.①孙…　Ⅲ.①老年人—家庭—护理
②老年病—急性病—护理　Ⅳ.① R473

中国版本图书馆 CIP 数据核字（2020）第 006754 号

书　　名：老年人家庭护理和急症应对
作　　者：孙沛泽　主编

出 版 人：胡福君
出版发行：华龄出版社
地　　址：北京市东城区安定门外大街甲57号　　邮　编：100011
电　　话：010-58122246　　　　　　　　　　传　真：010-84049572
网　　址：http://www.hualingpress.com

印　　刷：北京市大宝装璜印刷厂
版　　次：2020年6月第1版　　2020年6月第1次印刷
开　　本：710mm×1000mm　　1/16　　印　张：7.75
字　　数：50千字
定　　价：32.00元

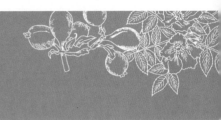

目 录

老年人常见急症应对 / 096

▶微信扫码◀
添加阅读交流群
获取系列丛书
电子书及音频

老年人病症家庭护理

健康老年人的标准是怎样的？

中华医学会老年医学分会基于国内外健康概念新进展，并结合我国老年人的具体情况，制定了《中国健康老年人标准2013版》，包括以下内容：

1.重要脏器的增龄性改变未导致功能异常，无重大疾病，相关高危因素控制在与其年龄相适应的达标范围内，具有一定的抗病能力。

2.认知功能基本正常，能适应环境，处事乐观积极，自我满意或自我评价好。

3.能恰当处理家庭和社会人际关系，积极参与家庭和社会活动。

4.日常生活活动正常，生活自理或基本自理。

5.营养状况良好，体重适中，保持良好生活方式。

本标准适用于≥60岁人群，其高危因素指心脑血管疾病的相关危险因素，主要有高血压、糖尿病、血脂紊乱。评估健康老年人应用了许多量表及标准，如应用日常生活活动量表（ADL）评估时，总分100分，达到100分为正常，高龄老年人达到95分为正常。体重适中指体重指数（BMI）20~25kg/m^2。良好生活方式指不吸烟，慎饮酒，合理膳食搭配，坚持科学锻炼等。

老年人各系统的老化改变有哪些？

随着年龄的增长，老年人无论是外观还是生理机能，都在逐渐发生变化，即组织器官的退化和生理功能的衰退，称之为生理性老化。

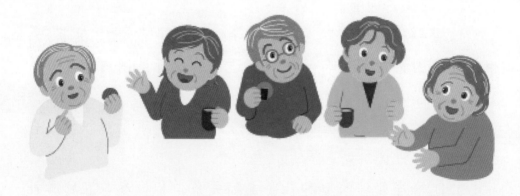

1.感官系统的变化：感官系统指产生感觉和知觉的重要器官，包括皮肤的感觉以及视觉、听觉、味觉、嗅觉、触觉等。这些器官的老化会给老年人的日常生活和健康带来一定的影响。

（1）皮肤：皮肤的变化往往是人老化的最早表现之一。

皮肤松弛、缺乏弹性。皮肤腺体分泌减少，造成皮肤表面粗糙、干燥并缺少光泽。皮肤出现色素沉着及老年斑。皮肤血管壁增厚，管腔变窄，使血液循环受到影响，皮肤缺乏营养，再生缓慢，防御功能减退。

作为保护身体第一道防线的皮肤，担负着体温调节、排泄、吸收及保持水和电解质不丢失的任务。上述衰老变化，使皮肤的各功能均受到影响。对外界如热、冷等一些刺激，老年人皮肤的耐受性及抵抗能力较差，寒冷季节易患感冒，炎热天气容易中暑，调节体温的能力降低。当皮肤受损伤时，其愈合能力亦有所下降。尤其长期卧床的老年人，皮肤因持续摩擦与受压更容易破损，而导致褥疮。所以要注意保护皮肤，在老年人的生活区域内（包括设施），应避免任何造成皮肤损伤的危险因素。可通过皮肤按摩，促进血液循环，增强皮肤的抵抗力。

（2）视觉：外观改变。眼周围脂肪减少、肌肉弹性减弱，使眼皮皱纹增多，眼睑下垂。角膜边缘呈灰白色环状，由类脂质沉积所致，称为老年人环。

功能改变。调节和聚焦功能减退，不易看清近物，如书、报上的字，俗称"老花眼"；交替看远、近物时亦不能进行快速的调节。由于眼底血管硬化等原因，使视力所能看到的范围（即视野）缩小。眼睛内部结构的变化，使青光眼、白内障等老年性疾病较为多见。

为了延缓视觉老化，老年人要保持规律的生活，稳定的情绪，避免身体疲劳与用眼过度。对已存在视力减退的老年人，要相对固定物品摆放的位置，使之易于拿取。避免直接或强光照明，少看电视，以防眼压增高，造成眼睛疾病。

（3）听觉：老年人听神经的功能逐渐减退，辨别声音方向及声音由耳到脑传导的能力下降，听力逐渐减退，出现老年性耳聋。与老年人交谈时，要尽量避开嘈杂的环境，减慢说话速度。可教会老年人每天自行做3~4次的手掌按压耳朵及手指按压、揉搓耳垂，通过加强保健来延缓听力下降。

（4）味、嗅觉：味觉。由于味蕾数量的减少和功能退化，唾液分泌减少，使老年人对食物的敏感性降低，造成食而无味，食欲下降。嗅神经数量随年龄增加而减少或萎缩，使分辨气味的能力下降，表现为嗅觉迟钝。

老年人食品，应注意颜色搭配，以刺激食欲，弥补味、嗅觉的不足。避免食用酒精类饮料或柠檬果汁，减少口腔黏膜干燥。经常用淡盐水或清水漱口，增加口腔水分。

（5）触觉：由于皮肤内的神经老化，老年人对触觉的

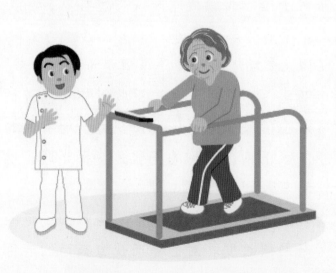

敏感性逐渐减低，触及冷、热物，被按受压，对皮肤破损的感觉均缺乏敏锐的反应。因此要经常更换体位，防止单一姿势时间过长。加强安全防范措

施，避免冻伤、烫伤及化学烧伤等意外的发生。

2.呼吸系统的变化：呼吸系统包括鼻、咽、喉、气管、支气管、肺以及胸廓。其主要功能是与外界进行气体交换，维持正常的呼吸活动。随着年龄增加，老年人呼吸系统的生理功能不断下降。仅从通过肺向组织输送氧气一项功能来看，25岁的年轻人每分钟可输送4升，而70岁的老年人只有2升。同时，呼吸系统的变化常易导致肺炎、哮喘、结核等老年常见病的发生。

（1）鼻。鼻道气流阻力加大，对吸入空气的加温、加湿、清洁及过滤作用减弱，降低了呼吸道的防御功能。

（2）咽。咽部肌肉萎缩，吞咽功能差，神经末梢的感觉不灵敏，咽食易呛，甚至会因团块食物被误吸入气管而发生窒息。

（3）喉。喉部软骨逐渐变脆，肌肉萎缩，使老年人声音发生变化，表现为发声的力量弱、声音颤抖等。

（4）气管、支气管。老年人的气管、支气管弹性下降，黏膜发生萎缩，黏膜纤毛运动减弱，细小支气管管腔变小甚至阻塞，使分泌物不易排出。加之支气管分泌免疫球蛋白的功能降低，细菌易停留于呼吸道，造成呼吸系统的感染。

（5）肺脏。肺泡数目减少及弹性减弱，剩余肺泡扩大，呈肺气肿样，肺脏不能充分扩张而造成肺通气不足。加之咳嗽的力量不足，分泌物易残留在肺内而造成肺部感染。

（6）胸廓。因骨质脱钙疏松，脊柱弯曲后凸而胸骨前凸，胸廓由扁形变为桶状，肋软骨弹性降低及肋骨脱钙，缩小了肋的活动度，胸廓呈僵硬状态，影响肺的通气及充气容量。为预防老年人患呼吸系统疾病。因此，要鼓励老年人参加力所能及的活动，即使卧床、行走困难也要通过协助翻身、拍背、做深呼吸等改善呼吸功能；同时，宣传、督促老年人戒烟，以去除慢性呼吸道疾病的诱因；在呼吸道感染流行时，尽量少去公共场所，去公共场所应戴口罩，勤洗手，发生上呼吸道感染时应及时就医以控制感染。

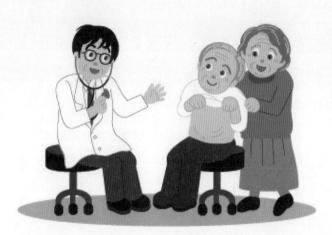

3.心血管系统的变化：老年时期多见的健康问题常发生在心血管系统，并且是导致老年人丧失功能及死亡的主要原因。

（1）血管。由于血管壁增厚、变硬，扩张能力下降，血管弹性减低，血管阻力增加，心脏须加大力量才能将血液泵入血管腔，故老年人血压增高，脉搏有力。同时，神经系统调节血压的功能减退，老年人由卧到立发生位置改变时，易出现体位性低血压而导致跌倒或受伤。

（2）心脏。随着年龄增加，老年人心脏肌肉收缩力下降，搏动间隔时间延长。安静状态下，对心脏功能的影响不明显。活动时，心脏输出血液的量则不能满足身体各脏器的需要。如脑血流量减少会出现眩晕及意识模糊的症状。因此，识别心血管系统的症状对获得准确、及时的治疗非常重要。如自己感觉呼吸费力、"喘不过气"、不愿活动、容易疲劳，常为心脏功能衰竭的早期表现；原因不明的胸痛应鉴别是否因心肌缺血而造成的心绞痛；足背部及小腿有水肿时，应检查有无右心衰竭的发生。

4.消化系统的变化：消化系统对人体的作用主要为摄取食物、吸收其中营养物质、排泄剩余的食物残渣，完成正常的新陈代谢活动。口腔、食管、胃、肠、肝、胆、胰等器官统称为消化系统。

（1）口腔。牙龈萎缩及牙齿咬合面的磨耗，使牙本质内的牙根神经外露，对冷、酸、甜等刺激敏感表现酸痛。牙槽骨萎缩，部分或全部牙齿脱落，使老年人咀嚼困难，所进食物多以易消化的软食为主，往往由于饮食不均衡而导致蛋白质、维生素及矿物质的摄入量不足。食物残渣尚可存留于牙齿的缺损处，造成龋齿、牙龈炎等。老年人要重视口腔的卫生保健，为了清理牙缝中的残留食物，早晨及进餐后均要刷牙，牙齿脱落后要及早使用假牙，以减少对食物消化的影响。有假牙者在晚间睡前要将假牙取下，进行清洁后放入冷开水中浸泡。在尊重老年人饮食习惯的基础上，食用瘦肉、鱼类、多种蔬菜及水果，并尽量选用蒸、煮等方法进行烹调，以方便老年人咀嚼与消化。

（2）食管。由于支配吞咽的神经与肌肉功能失调、衰退，老年人往往在吞咽食物时感觉咽下困难。食管的蠕动功能下降，使食物停留在食管的时间延长，同时进入胃的食物很容易逆返回食管，增加误吸入至气管的危险。为了便于吞咽，防止误吸发生，老年人最好坐位进餐，卧床者要尽量抬高上半身。进餐时精神集中，细嚼慢咽。根据噎呛发生的情况，备好汤类或将食物加工成糊状，帮助老年人顺利进食。

（3）胃肠。胃肠黏膜变薄，消化酶分泌减少，使老年人消化食物、吸收营养物质的能力减低。胃肠蠕动无力，大肠黏液分泌减少，容易发生便秘。根据以上情况，在加工、准备老年人食品时尽量切成小块、薄片、碎末或细丝，少吃油炸、过黏的食物，以帮助食物吸收。同时，多吃粗纤维食物，摄入足够的水量，以软化粪便，刺激肠蠕动，促进粪便的排出。

（4）肝脏。肝脏对人体的作用包括储存糖原，合成蛋白质，分泌胆汁及解毒等。随着年龄的增加，老年人的肝脏逐渐缩小，肝血流量减少，致使肝脏的上述功能有不同程度的减低。例如，解毒能力下降，使老年人用药时出现的毒性作用和副作用增加；胆汁变稠，胆囊排空的时间延长，胆固醇增加，使胆囊炎、结石的发病率增加。要指导老年人采用低脂饮食，防止久坐久卧，保持良好的情绪，以减少胆囊炎及结石的发生。在老年人用药方面，尽量减少用药品种，听从医生的指导，按时停药或减量，切忌随意滥用药物，以减少药物在体内蓄积而出现的不良反应。

5.泌尿系统的变化：泌尿系统包括肾、输尿管、膀胱及尿道，整个系统中任何一个部位出现异常，都不可避免地影响到肾的功能，使老年人出现相应的健康问题。

（1）肾脏。老年人肾脏结构退化的基础是肾脏血管发生硬化，此为老年时期普遍存在的现象。硬化可波及到大小血管，肾内血管弯曲、缩短，弹性减低，管腔缩小，使肾血流量减少，肾重量减轻。

（2）肾脏功能随年龄的增加逐渐减退。尿液浓缩能力下降，改变昼夜排尿量的规律，夜间尿量增多。体内调节水及电解质的能力下降。老年人不能很好地保存体内的水分，容易因水分不足而脱水。对电解质的调节功能亦有减退，如当身体缺钠时，机体仍按原量排出钠而不能少排，故易出现低钠血症；当身体中的钠过多时，又不能多排出，致使钠在体内潴留，增加了肺水肿或心力衰竭的危险性。排泄药物及其代谢产物的能力下降。肾脏是排泄药物及其代谢产物的主要场所。随着年龄的增加，其排泄速度减慢，药物容易蓄积在体内而出现毒性反应。

（3）膀胱。肌肉萎缩是膀胱老化的主要表现，造成膀胱收缩无力，常在排尿后膀胱内仍有较多残余尿液，使老年人容易发生尿潴留及膀胱炎症。膀胱容量减少。如人在50岁以后的膀胱容量较20岁时减少约40%，易造成尿频及尿液外溢。

（4）尿道。尿道肌肉萎缩，弹力减退，使尿液流速减慢，表现出排尿不畅或无力的症状。针对泌尿系统老年性变化，要照顾好老年人的日常生活，提醒老年人按时上厕所；及时擦浴更衣，保持床单、衣裤整洁；尽量在白天多饮水，减少夜间排尿次数以保证睡眠；维持老年人的自尊，提供心理支持；在身体条件允许时，鼓励老年人参加各种锻炼活动。

6.内分泌系统变化：内分泌系统对人体的主要作用为调

节新陈代谢，维持身体内环境的稳定。老年期的变化特点为内分泌器官萎缩，相应的激素发生质与量的变化。这些变化对人的衰老有很大的影响。

（1）脑垂体。脑垂体是人体最重要的内分泌腺，可分泌多种激素。进入老年后，脑垂体的体积缩小，并呈纤维化和囊性改变，使激素分泌紊乱，相应的内分泌功能受到影响。例如，生长激素分泌减少，造成老年人体内脂肪增多，肌肉减少，体力下降。

（2）甲状腺。腺体重量减轻，功能减低，使老年人怕冷、皮肤干燥、心跳减慢、无力。

（3）肾上腺。由于肾上腺重量减轻及功能减低所致，降低了老年人对外界的适应能力和对有害刺激的应对能力，包括对偏冷、偏热、缺氧、创伤、感染等的耐受力以及运动或劳动的能力下降等。

（4）胰岛。胰岛萎缩，功能减退，使老年人糖尿病的患病率较高。

由于内分泌系统主要通过分泌激素发挥作用来保持人体正常的生理活动，因此，当功能减退时，机体的新陈代谢及全身各方面的功能活动、适应性、抵抗力等均会受到影响，表现的症状范围较为广泛，缺乏特异性。故老年人要定期进行健康检查，掌握自身器官变化的情况，生活规律，情绪稳定，发挥主观能动性，增强适应环境的能力。

7. 神经系统变化：神经系统具有调节人体各器官系统功能、使人体与内外环境相适应、维持正常生命活动的重要功能。它的老化可导致全身各系统、器官的衰老，而各系统、器官的衰老又会造成神经系统的损害，结果形成神经系统较复杂的功能障碍。

（1）脑萎缩。青年时期脑重量平均为1400克。随着年龄的增加，至60岁以后，脑的重量约减轻10%，出现较明显的脑部萎缩。神经细胞数目的减少是造成萎缩的主要原因。年龄越大，神经细胞的数目越少，它实际反映了脑部老化的过程。

（2）脑动脉硬化。脑动脉的硬化随年龄增长而不断增加，血流速度逐渐减慢。由于血管硬化及一些小血栓的形成，常造成脑的硬化，从而出现如健忘、思维活动障碍、痴呆等一系列健康问题，而且容易引发脑血栓等脑血管疾病。

（3）神经递质改变。脑内神经系统可合成并释放多种形式化学传递物质，完成神经系统不同功能的活动，称之为神经递质。老年时期某些神经递质减少，会造成失眠或睡眠质量下降，面部表情淡漠，精神抑郁以及动作迟缓等。所以对老年人来说，一方面要加强脑力活动，锻炼思维，勤于动脑，保持对生活、对外界事物的兴趣；另一方面，要补充脑部营养，多吃健脑食物，如鱼、蛋、大豆等蛋白质食物，核桃、花生、芝麻等脂质食物及小米、玉米、枣等糖类食物，以尽量延缓衰老的进程。

8.运动系统变化：运动是维持老年人健康所必需的。由骨、关节及肌肉构成的运动系统老化，不仅使全身运动功能降低，而且对整体工作能力及适应外界环境的能力都有很大影响，给老年人的生活带来诸多不便。

（1）骨骼。随着老年阶段的到来，骨骼内部结构逐渐发生了改变。骨密度减小、骨骼重量减轻及变脆，常造成老年人的骨质疏松，且非常容易发生骨折。尤其在腕部、股骨颈等处的骨折更为多见。

（2）关节。老年人的关节软骨无论在弹性还是在韧性方面均有降低。不仅如此，在关节四周，骨质多有增生而形成骨刺。软骨的变化和骨刺的发生，降低了关节的灵活性，缩小了关节的活动范围，造成老年人活动障碍。

（3）肌肉的变化。肌肉会逐渐萎缩，失去弹性，肌力减退，肌肉的总重量可由原来占体重的50%减少至25%。表现出反应迟缓、动作笨拙、活动后容易疲劳以及时常有腰酸腿疼等症状。由于运动系统老化，老年人常因步履蹒跚、行动缓慢而易于跌倒造成骨折。因此，在鼓励和允许老年人尽可能自理的同时，要注意并预防老年人可能发生的意外，协助老年人增强自我照顾的能力。日常活动中，用大关节活动少用小关节，如外出时多使用背带书包不用手提式，用双手持重物而不只用单手等，以尽量保护关节肌肉。选择低、中运动强度的项目如慢跑、散步等进行锻炼。在饮食中注意补充牛奶、海产品等含钙丰富的食物及维生素D，延缓骨质疏松。必要时，使用合适的手杖、步行器等协助活动。

老年人的心理变化有哪些?

随着我国人口老龄化进程的加快，如何提高广大老年人生活质量和生命质量的群体水平，已逐步引起了全社会的重视。尤其是随着我国物质文化生活水平的逐步提高，老年人群体寿命逐步增加，如何提高老年人群体的心理保健水平，使亿万老年人在身心愉快的状况下安度晚年，已成为医学研究领域研讨的重要课题之一。

老年人的心理保健和心理卫生问题，对于老年人能否有一个健康的身体和良好的心态具有非常重要的意义。传统的健康观认为，身体无病就是健康。随着现代医学模式的确立，使人们对健康的认识发生了较大的变化，新的健康观念是身心与环境处于安宁和谐的状态，是体格与心态的协调发展，即不仅要有好的躯体，而且要有最佳的心理状态。现代医学科学证明，心理健康和生理健康有着密切关系，如果心理不健康，就会严重影响生活质量，最终必然影响甚至损害躯体健康。所以要把学习心理保健知识、掌握心理保健手段、学会身心愉快地生活、树立起心理健康的新观念，作为每个老年人安度晚年、健康长寿的重要条件。心理健康是生理、心理、社会医学模式下健康概念的重要组成部分，也是老年人生活质量评价和健康测量中不可缺少的内容之一。

1.老年人心理行为变化特点

（1）健忘。进入老年期后智力逐渐减退，但其程度有很大差异，并且与心理因素有密切关系。有的因为本人的自信心不足，自惭形秽，自认为智力减退，而实际上并非如想象的那么严重。人的智力是逐渐下降的，一般认为18岁时智力达到最高水平，以后逐渐下降，50岁时仅相当于15岁时的智力水平，80岁以后下降更明显，85岁时大约相当于儿童5岁10个月时的智力水平，由于个体的差异，所以可能有10%~25%的人并不显示智力减退。老年人的记忆力下降也是健忘的主要因素。

（2）焦虑。抑郁随着衰老、精神情感变化日益明显，表现为内心空虚，易出现焦虑抑郁的情绪反应，常伴有自责。往往有杞人忧天之感，时有大难临头的紧张感，或是抑郁苦闷，遇到问题缺少进取态度。在经济条件拮据的老年人门诊病人中有48%具有抑郁情绪，而身体健康、经济条件较好的老年人门诊病人中具有抑郁症状者也有44%，有不少人每月发作一次，持续数小时或数天之久，表现为意志消沉、烦恼、抑郁焦虑等，并对往事回忆多有自责感。

（3）情绪变化。当脑组织老化或伴有某些脑部疾病时，常有明显的情绪变化，往往失去自我控制，容易勃然大怒，难以平静下来，其情绪激动程度和所遭遇不顺心的事情的程度并不相对应。有时为周围环境及影视中有关人物的命运而悲伤或不平，迅速出现情绪高涨、低落、激动等不同程度的情绪变化，表现出时而天真单纯，时而激动万分等情绪多变的特征。

（4）疑病。60岁以上老年人，有半数以上会出现疑病症状。这是由于老年人的心理特点已从对外界事物的关心转向自己的躯体所致，加上这些关心会因某些主观感觉而加强，并因顽固、执拗的个性，更易出现疑病症状，常出现头部不适、耳鸣、胃肠道功能异常以及失眠等。即使稍有不适，也要向周围人去诉说。有时会过分注意报刊书籍上的一些医学常识而对照自己的不适感，常为此而心神不定，惶惶不安，甚至多次求医就诊。

（5）猜疑和嫉妒。一般认为，人进入老年期后，对周围人不信任感和自尊心增强，常计较别人的言谈举止，严重者认为别人居心叵测，因而猜疑重重。由于生理功能减退，性欲下降，易怀疑自己配偶有不轨行为，常因之而争吵。并且由于判断力和理解力减退，常使这些想法变得更为顽固，甚至发展成为妄想。每当目睹年轻人活泼好动等性格时，常因之而嫉妒和自责。

（6）孤独感和衰老感。孤独感和衰老感是老年人常有的一种自我心理表现，也是加重老年人心理疾病程度的诱因之一。

2.老年人的行为变化主要包括器质性病变导致的行为偏异和非器质性脑部病变导致的行为偏异。非器质性脑部病变导致的行为偏异主要表现为，原来处事认真的人，可能会变得固执生硬，甚至急躁、乖僻；文雅清高的人可能会变得独善其身，对周围的人和事漠不关心；性格随和，满不在乎的人变得任性甚至粗野等。人到老年后，由于自控力的减弱，

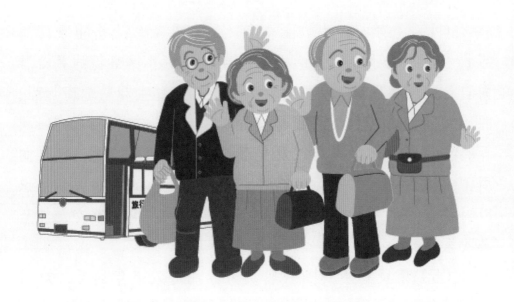

原来比较隐蔽的性格特征可能会完全暴露出来。有的老年人性格，由和蔼可亲变得嫌恶别人；意志坚定、作风正派的老年人可能会变得轻浮庸俗；浪费或慷慨的老年人变得吝啬贪财；脾气急躁、心直口快的老年人变得谨慎稳重、圆滑周到等，这些变化都是来源于性格的反常。

3. 角色转变与社会适应的矛盾，这是老年人退休后带来的矛盾。退休、离休虽然是一种正常的角色变迁，但不同职业群体的人，对离退休的心理感受大不一样。据北京市离退休干部和退休工人对比调查显示，工人退休前后的心理感受变化不大。他们退休后摆脱了沉重的体力劳动，有更充裕的时间料理家务、消遣娱乐和结交朋友，并且有足够的退休金和公费医疗，所以内心比较满足，情绪较为稳定，社会适应良好。但离退休干部的情况就大不相同了，这些老干部在离退休前，有较高的社会地位和广泛的社会关系，其生活的重心是事业，退休、离休以后，生活的重心变成了家庭琐事，广泛的社会关系骤然减少，这使他们感到很不习惯、很不适应。

（1）老有所为与身心衰老的矛盾。具有较高的价值观念和理想追求的老年人，通常在离开工作岗位之后，都不甘于清闲。他们渴望在有生之年，能够再为社会多做一些工作，所谓退而不休、老有所为，便是这类老年人崇高精神追求的真实写照。

（2）很多年高志不减的老年人，身心健康状况并不理想。他们或者机体衰老严重，或者身患多种疾病，有的在感知、记忆、思维等心理能力的衰退方面，也非常明显。这样，就使得这些老年人在志向与衰老之间形成了矛盾，有的人还为此而陷入深深的苦恼和焦虑之中。

（3）老有所养与经济保障不充分的矛盾。根据国外的一些研究表明，缺乏独立的经济来源或可靠的经济保障，是老年人心理困扰的重要原因。一般来说，由于缺乏经济收入，社会地位不高，因而使得这类老年人容易产生自卑心理。他们的性情也比较郁闷，处事小心，易于伤感。如果受到子女的歧视或抱怨，性格倔强的老年人，常常会滋生一死了之的念头。所以，老有所养与经济保障不充分的矛盾，既是社会矛盾，也是社会心理矛盾。

（4）安度晚年与意外刺激的矛盾。老年人都希望平平安安、幸福美满地度过晚年，而且大多数老年人都希望健康长寿，但这种美好愿望与实际生活中的意外打击、重大刺激，往往形成强烈的对比和深刻的矛盾。例如，一位老年人突然遇到丧偶的打击，若是缺乏足够的社会支持，会很快垮掉，甚至导致早亡。据统计，丧偶老年人的死亡率，是一般老年人死亡率的 7 倍。除丧偶之外，夫妻争吵、亲友亡故、婆媳不和、突患重病等意外刺激，对老年人的心理打击也十分严重。

老年人的精神卫生问题有哪些？

老年人的精神卫生问题包括以下两个方面：老年期精神疾病和老年期特有的心理问题。老年期精神疾病包括阿尔茨海默病、老年抑郁、多疑、幻觉与妄想等。

阿尔茨海默病主要是由于脑动脉硬化和脑严重萎缩造成的，老年性痴呆导致智力低下，具体表现为观察力、记忆力、想象力和操作能力严重衰退，极度健忘，情绪不稳定，烦躁不安，道德情感及审美感衰退，易发脾气等。

抑郁是老年人较常见的精神异常。主要表现为情绪沮丧、孤独寂寞、思维迟钝。并且对一切事物都不感兴趣，经常自寻烦恼，甚至绝望自杀。老年人的抑郁状态常常伴有失眠、食欲不振、体重下降等症状。

多疑也是老年人较常见的一种精神异常。他们经常将与自己毫不相干的言行怀疑为是针对自己的。他们常常认为受了别人的冷落和挖苦而闷闷不乐，多疑对老年人的身心是极为不利的。

幻觉和妄想也是老年人的精神异常。老年人的幻觉以幻视与幻听居多，也有发生幻嗅、幻触等。

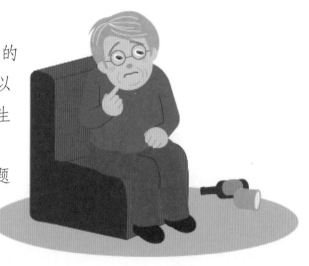

老年人特有的心理问题包括心理老龄化、离退休后的心理适应、丧偶与再婚、"空巢"现象等。

老年人饮食有哪些注意事项?

随着年龄的增长，老年人因牙周病、龋齿、牙龈的萎缩性变化，而出现牙齿脱落或明显的磨损，以致影响对食物的咀嚼和消化；舌乳头上的味蕾数目减少，使味觉和嗅觉降低，以致影响食欲；黏膜萎缩、运动功能减退，尤其是肠蠕动减弱易导致消化不良及便秘，消化腺体萎缩，消化液分泌量减少，胰岛素分泌减少，消化能力下降，因此。对于老年人的饮食有以下特殊要求：

1. 蔬果宜鲜：新鲜、有色的蔬果类，富含维生素、矿物质、膳食纤维，水果中还含有丰富的有机酸，有刺激食欲增加和维持体液酸碱平衡的作用。

2. 数量宜少：若要身体安，三分饥和寒。老年人要吃多种食物，但每种食物数量不宜过多，每餐七八分饱。

3. 质量宜高：质量高不意味着价格高，如豆制品、蛋、奶等都是质量高的食品，老年人应当经常食用。还要注意多吃鱼，少吃肉。糖的主要来源是主食和蔬果，尽量减少白糖、红糖、砂糖等精制糖的食用。

4. 食物宜杂：没有一种食物能包含人体所需要的各种营养素，因此，每天都要吃谷类、蔬果、菌藻等多种食物，还要注意荤素搭配，粗细搭配，色泽搭配，口味搭配，干稀搭配。

5. 质地宜软：老年人对食物的消化吸收不好，所以，饭菜质地以软烂为好，选择的食物尽量避免纤维较粗、不宜咀嚼的食品，如肉类可多选择纤维短、肉质细嫩的鱼肉；牛奶、鸡蛋、豆制品都是最佳选择。

6. 饮食宜淡：菜品要清淡，口味忌重。建议每日食盐量不超过6克。

7. 速度宜缓：细嚼慢咽有利于消化、吸收。鱼肉由于肉质松软、细嫩，容易咀嚼、消化和吸收；蛋白质含量高；脂肪含量低等优点，是老年人的首选食品。

8. 饭菜宜香：老年人食欲降低，在食品的制作方面要更加精心，注意色、香、味、形的调配。此外，优雅、安静、整洁的就餐环境；集体或结伴就餐的形式，都可提高老年人的就餐兴趣。

9. 饮水宜多：老年人对口渴的感觉不像年轻人那么敏感，因此，要自觉多喝水。

10. 温度宜热：食物的最佳消化吸收过程是在接近体温

的温度下进行的。老年人对寒冷抵抗能力较差，因此，老年人的食物以温热为主。

老年人生活环境有哪些注意事项?

老年人需要的是安静、舒适、卫生、整洁的生活休闲环境，对于老年人的生活起居，要注意以下方面：

1. 安静环境。研究表明，当所处环境的噪声在50~60分贝时，一般人就会有吵闹感，并引起强烈的情绪波动。家庭中噪声大都源自于大声喧哗、音响音量或者附近汽车喇叭等，而一般老年人喜静，长期停留在嘈杂的环境中甚至会引致人体内分泌紊乱。此外，对有心脏病的老年人，安静则是一种治疗手段，家庭中创造一个宁静、幽雅的环境，利于老年人休养。

2. 充分采光。老年人起居的房间，最好是采光比较好的居室，因为室内阳光照射对老年人显得尤为重要。日光照射，红外线可以被皮肤吸收，让老年人的皮肤深部组织受到温热作用，血管扩张，血流加快，改善皮肤组织的营养状况，给人以舒适感。如果打开玻璃窗让阳光直接照射室内，阳光中的紫外线还有消毒、杀菌作用。另外，充足的光照可以防止老年人行走时由于无法看清台阶、门槛、障碍物等而跌倒摔伤。

3. 温度舒适。维持适宜的室内温度，不仅使老年人感到舒适、安定，而且有利于机体进行新陈代谢，预防疾病。室内温度以 18~20℃ 为宜，夏天可相对高些（22~24℃），以缩小室内外温差。室温过低，老年人易着凉、感冒；室温过高，易使人疲惫、精神不振。需要指出的是，对患慢性呼吸系统疾病的老年人，室温过高，易使老年人感到闷热，呼吸不畅，加重呼吸困难。清凉的室温，流通的空气，会使老年人易于进行气体交换，提高血氧浓度，改善呼吸。

4. 湿度适宜。家庭室内最佳湿度应该是 50%~60%。空气中湿度越大，人体的蒸发作用越弱，抑制出汗，容易使人感到潮湿、气闷，心功能不全的老年人会感到憋气。另外，由于皮肤、呼吸水分蒸发减少，排尿量增加，会加重老年人肾脏负担。而空气过于干燥，人体会蒸发大量水分，引起皮肤干燥、口干、咽痛等不适。患有呼吸系统疾病的老年人，干燥的空气使呼吸道黏膜干燥，痰不易咳出，增加肺部感染的概率，而加重病情。

5. 合理通风。新鲜的空气对老年病人尤为重要。晨起，开窗通风，可排出室内废气，让新鲜空气补充进来。一般居室开窗 20~30 分钟，室内空气即可更新一遍。对身体较弱的老年人，通风时可暂到其他房间，避开冷空气的刺激，这样，既可保持室内空气新鲜，又不致受凉感冒。而对于患肺心病、呼吸衰竭的病人，则必须将床放在空气流通的房间中央，才会让病人感到呼吸省力。

6. 远程监护。老年人其实不希望被人看成是身不由己的废人，所以很多老年人都排斥被家人和亲戚时刻在身边看护和照料。但是老年人的身体和精神又不得不需要看护人经常照顾以免发生意外和危险。可以采取在老年人活动区域安装网络婴儿监视器，让看护人即便不在老年人身边也可以即时通过电脑和手机联网远程看护老年人的举动，及时发现潜在危险并解决突发问题。

7. 正确安置床铺。老年人应选用硬床，以睡在床上床垫不下陷为好。床的高度应在膝盖下，与小腿高相等，过高过低都会使老年人感到不便，增加摔倒的机会。可以在床边安置护栏，预防老年人夜间翻身跌落床下而受伤。如果为了便于老年人夜间看护，也可以选择在正对老年人床榻的墙壁或者天花板上安装专门支持红外线夜视侦测的网络监视器，市面上用于婴幼儿的无线婴儿监视器就是一个不错的选择。

8. 使用辅助器具。

（1）可用汤匙或叉子代替筷子，选择把柄容易握的餐具。

（2）宽把手的马克杯代替普通的单耳杯子，更容易双手抓紧。

（3）衣服，尽量选择吸汗、透气的材质。多用扣子少、拉链式或自粘式衣裤。

（4）鞋子，尽量不穿系带式鞋子，而选用拉链式或自粘式的鞋子，以方便穿脱。

（5）袜子，长柄鞋拔子、穿袜器等可以辅助关节运动不方便的老年人。

老年人运动有哪些注意事项?

1. 正确选择。根据自己的年龄、体质状况、场地条件，选择运动项目，控制适当的运动量。

2. 循序渐进。运动量要由小到大，动作要由简单到复杂，不要急于冒进，急于成就。

3. 持之以恒。通过锻炼增强体质、预防疾病，要有一个过程，逐渐达到目标，因此老年人运动应注意坚持。

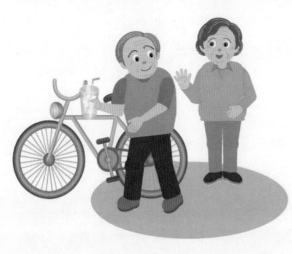

4. 合理安排时间。应根据自身健康状况，或医生建议进行运动，一般每天 1~2 次，每次 30 分钟，每天运动总时间不超过 2 小时。

5. 选择适当的运动场地，以空气新鲜、安静清幽为宜。

6. 饭后不宜立即运动，以免影响消化吸收，甚至导致消化系统疾病。

7. 注意气候变化。老年人对气候适应调节能力较差，夏季运动要防止中暑，冬季户外运动要防止跌倒和感冒。

8. 选择合适的运动方式，如散步、跳舞、太极拳等，不可进行太过剧烈的运动。

体温、脉搏、血压、呼吸的测量方法是怎样的?

人体患病时会表现出体温、脉搏、呼吸、血压的改变，通过测量体温、脉搏、呼吸、血压，可以使我们知道疾病的发生、发展和转归情况。

1. 体温。人体体温包括体核温度和体表温度。体核温度，即人体胸腔、腹腔、中枢神经系统的温度，正常情况下，基本保持恒定，很少受外界环境各种因素的影响；体表温度，即人体皮肤的温度，受外界环境各种因素的影响较大，与衣物的穿着有关。通常情况下，人们最常使用的测量体温的部位是腋窝，其他测量部位包括口腔和直肠。

2. 脉搏。脉搏最常测量的部位是桡动脉，也可测量颞动脉、颈动脉、肱动脉、股动脉、腘动脉等。成人脉率为每分钟 60~100 次，老年人脉率稍慢。

3. 呼吸。测量呼吸时最常使用的观察部位是肩部、胸部或腹部起伏。成人呼吸每分钟 16~20 次。

4. 血压。测量血压时最测量部位是肱动脉，也可测量桡动脉、腘动脉。成人收缩压 90~40mmHg（12~5kPa），舒张压 60~90mmHg（8~12kPa），脉压 30~40mmHg（4~5.3kPa），换算公式：1kPa=7.5mmHg。血压值表示方法是收缩压／舒张压，如 120/80mmHg，140/90mmHg。

【脉搏的测量方法及注意事项】

测量脉搏前，保证被测量者安静休息15分钟以上。准备好带有秒针的手表或钟表，协助被测量者坐位或躺卧舒适。保证被测量者伸出手臂，掌心朝下。测量者用食指、中指和无名指前端对齐按压在被测量者桡动脉上。测量者眼睛注视手表或钟表的秒针，计数脉搏跳动1分钟的次数。

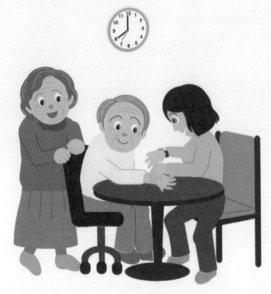

【血压的测量方法及注意事项】

1.测量血压前，保证被测量者安静休息15分钟以上，保持环境安静。

2.准备好血压计和听诊器，检查血压计的功能。

3.协助被测量者坐位或仰卧位，卷衣袖露出上臂，伸开肘部稍外展，掌心向上，并将手部及前臂放于桌面或床上。

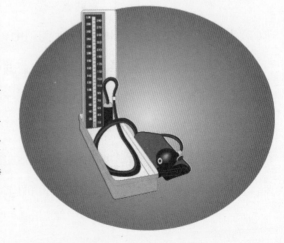

4. 放血压计于桌面或床上，打开水银槽开关。

5. 测量者将袖带贴紧被测量者皮肤，平整地缠在上臂，袖带下缘距离肘窝 2~3 厘米。

6. 测量者戴上听诊器，将胸件放在肱动脉搏动处，稍加压固定。

7. 关闭气门，向袖带内充气至肱动脉搏动消失，再充气使汞柱上升 20~30mmHg。

8. 以每秒 mmHg 的速度放气使汞柱缓慢下降。双眼平视汞柱刻度，从听诊器中听到第一声搏动音为收缩压读数，汞柱逐渐下降，当搏动音突然变弱或消失为舒张压读数。

9. 测量后，解开缠绕的袖带，排尽袖带内余气，关闭气门，整理袖带。将血压计右倾 45 度，使水银回流入槽内，关闭水银槽开关，血压计放回原位。

10. 测量过程中，测量者与被测量者勿交谈，使周围环境安静、无噪声。

用传统血压计测量需要测量者掌握一定技巧，一般家庭可使用电子血压计，测量时按要求操作，比较简便。

【呼吸的测量方法及注意事项】

1. 测量呼吸前，保证被测量者安静休息 15 分钟以上。

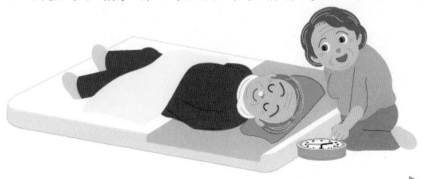

2.准备好带有秒针的手表或钟表，协助被测量者坐位或躺卧舒适。

3.测量者假装继续测量脉搏的样子，观察被测量者肩部、胸部或腹部起伏，计数1分钟呼吸的次数。

4.被测量者呼吸频率过快，不易直接观察被测量者肩部、胸部或腹部起伏计数呼吸次数时，可在被测量者鼻尖部放少许棉花，观察棉花被吹动的情况计数呼吸次数。

5.要注意保证被测量者应处于不知晓被测量呼吸的状态。

鼻饲饮食的家庭护理应注意什么？

鼻饲是对不能经口进食或失去自主进食能力，但仍有胃肠消化功能的长期卧床老年患者使用的一种安全、经济、有效的营养与能量补给方法。然而，鼻饲的同时易发生食物反流、误吸、腹胀、腹泻、便秘、堵管、脱管、鼻黏膜损伤等并发症，因此在给予鼻饲饮食的同时必须加强护理。

1.调节合适的体位

鼻饲时，使患者尽可能采取侧卧位，头偏向一侧，将床头抬高30°~60°，以减少胃内容物反流。鼻饲后30~60分钟内，保持上述姿势，勿翻身叩背及移动患者，以预防食物反流及吸入性肺炎的发生。

2.制订个体化的鼻饲饮食营养方案

（1）鼻饲食物的选择：制定出适合病人的匀浆膳食。

匀浆膳食是天然食物经匀浆机捣碎并搅拌而成，其成分经肠道消化后被人体吸收和利用。匀浆膳食所含各种营养成分由天然食物提供，与正常的膳食相似，是一种热能充足、比例恰当、营养成分齐全的平衡膳食，且在体外被粉碎，易被消化和吸收。其 pH 呈弱碱性，渗透压适中在 250~400mmol/L，因此对肠道无刺激，不易引起腹胀、腹泻。同时匀浆膳食内含膳食纤维，可预防便秘。

另外，还可根据病人的饮食习惯及病情和消耗状况进行配置，调配成不同的口味供患者食用。匀浆膳食最好现配现用，食物温度保持在 40℃，以防引起腹泻。

（2）鼻饲量：长期卧床的老年患者个体活动量低，摄入的能量总量在标准值的下限即可。一般为 1400~1600ml/d，分 5~6 次/天，每次鼻饲量为 200~300ml，鼻饲速度为 20~30ml/min。

3.加强口腔护理。老年患者由于机体的退行性病变，牙齿间隙变大或牙齿松动脱落，唾液分泌减少，抗感染能力减弱，易菌群失调，因此每日应行口腔护理 1~2 次，观察口腔黏膜，预防口腔感染等并发症。

4.并发症的预防护理措施

（1）反流和误吸：正常胃入口贲门在不进食时处于关闭状态，不发生食物反流。老年患者若出现神经肌肉损伤，自主神经功能紊乱，食管下端括约肌、胃平滑肌收缩无力，活动不协调或肌瘫痪，使食管下段括约肌、贲门处于开放状态，会增加发生食物反流的机会。老年人由于气管、支气管组织学和食管解剖结构的改变，卧床时间长、活动减少、胃肠蠕动能力下降、胃排空延迟或鼻饲时采取不恰当的方法，如取平卧位、鼻饲量过大、速度过快、间隔时间过短等原因，使患者易出现食物反流，严重者易出现误吸，甚至导致吸入性肺炎。

预防性护理措施：采取正确的体位，减少鼻饲量、减缓鼻饲速度、增长间隔时间，以减少反流和误吸的发生。

（2）腹泻：高渗性饮食、鼻饲液温度过低刺激肠蠕动加快，营养素配方不佳或鼻饲液配制过程中污染可导致腹泻。

预防性护理措施：鼻饲液现配现用，严格无菌操作；鼻饲前加温鼻饲食物使其保持在38~40℃；鼻饲后用温水冲洗胃管，避免鼻饲液积存在管腔中变质，造成肠胃炎；胃管外端用无菌纱布包裹，且每日更换纱布。

（3）便秘：便秘多由鼻饲膳食过于精细，或食物中含植物纤维太少，饮水量过少，长期卧床活动量减少，胃肠蠕动减弱所致。

预防性护理措施：鼻饲饮食中加入适量纤维素；提供足够的水分；协助患者定时翻身，顺时针按摩腹部；使患者养成定时排便的习惯。

老年人睡眠障碍的家庭护理有哪些注意事项？

老年人的睡眠障碍常常是入睡困难、梦多，睡眠时间短，容易惊醒等。老年人长期失眠易引起心烦意乱、疲乏无力、头痛、记忆力减退、免疫力低下、神经衰弱、抑郁症等，并引发高血压、糖尿病、脑供血不足、脑出血等疾病，严重影响老年人的生活，所以一旦发现老人睡眠障碍，则要及时调理，必要时去医院诊治，遵医嘱用药治疗。

老年人失眠多数是情绪导致的，应尽可能地多抽出些时间陪伴老人，让他们生活得愉快、舒心，减少不良的心理因素干扰，以便缓解睡眠障碍。

老年人居住的室内环境也要尽量改善，室内温度适宜，经常开窗换气，让室内空气清新，床铺软硬适中，尽量排除外界的干扰，有助于睡眠改善。

老年人自身也要学会调节情绪，对任何事要保持平常心，避免大喜大悲，平时适当增加户外活动，多与老朋友交流，做些自己喜欢的事情，如旅游，上老年大学等，丰富自己的业余生活，让老年生活多姿多彩，有益于睡眠。

饮食注意多吃清淡易消化食物，富含优质蛋白质和维生素食物，多吃新鲜蔬菜水果，以软食为主，少食多餐，多喝水，保持大便通畅；禁忌油腻油炸等高脂肪食物，不吃动物内脏，少吃肥肉，禁忌高糖食物等，禁忌生冷生硬及辛辣刺激性食物。

养成良好的生活习惯，适当增加户外活动，多参加老年人社团及"夕阳红"活动，放宽心态，保持愉悦心情，作息规律，保证充足睡眠。

老年人长期卧床的家庭护理要点是什么？

1.一般护理：卧床老人宜安置在光线充足的房间，保持房间内空气流通，每日通风两次，室内布置淡雅合理，将老人的日常生活物品放在容易取放的位置，床加床挡，防止老人坠床。

2. 心理护理：长期卧床的老人易产生抑郁、厌世的心理，此类老人的护理重点应加强心理疏导和精神安慰。应增加与老人交谈的时间，采用触摸式护理，鼓励老人用乐观的心态对待自己及身边的事情。

3. 饮食护理：老人由于缺少活动，使肠蠕动减弱，易引起胃肠胀气、食欲不振、便秘，饮食宜给予营养丰富易于消化的软食和半流质，若患有糖尿病给予无糖饮食，应适量增加纤维素摄入，防止便秘，做到饮食规律，少食多餐。

4. 口腔护理：先帮助老人侧卧，用毛巾围在头颈下或枕头上，先用温开水漱口，同时咬合上下齿，含漱时要让溶液在口腔内充分转动，保持30秒以上。漱口后用棉签蘸漱口水擦洗牙齿，从左到右，或者从右到左，纵向擦洗，注意擦洗牙齿时动作要轻柔，以防伤到黏膜及牙龈。

5. 头发护理：头发的护理包括梳头和洗头两种。床上梳头的方法是，在枕头上铺一条干毛巾，帮助老人把头转向一侧，由发根慢慢梳理，如果头发已经纠结成团，可以用50%的酒精浸润再小心梳顺，一般每天梳理一次就可以了。

长期卧床的老人每周至少要洗头1次，床上洗头的方法可以因地制宜，使用一些简单易行的方法，把洗头的水引流出来，不至于将老人的衣服和被褥打湿。通常是用小毯子卷扎成一个马蹄形垫，洗头时垫在颈下，头放在槽中。洗头时，要注意观察老人的面色、脉搏、呼吸的变化，如果发现有异常情况，应该立即停止洗头。

6.皮肤护理：一般来说，全身情况比较良好的老人，可以洗淋浴或盆浴；而对于病情比较重者，可帮助其进行擦洗，擦洗后换上干净的衣裤。

7.预防压疮

（1）经常翻身，以减轻局部组织的受压。协助其定时翻身，以预防褥疮的发生，白天每2小时翻身一次，夜间每3~4小时翻身一次。

（2）保持床铺的平整、松软，床单的干燥，皮肤的清洁，最好能够每天用温水擦浴局部组织，使局部皮肤血液循环能得到改善。

（3）在帮助老人翻身、按摩、床上使用便器时，要注意不要推、拖、拉，以免损伤局部皮肤，因为皮肤损伤后不容易愈合，容易诱发褥疮。

8.预防肺部感染：由于卧床时间太长，会引起排痰不畅，以及坠积性肺炎的发生。所以，要经常不断地变换体位并且要拍背。经常采用的体位主要有仰卧位、侧卧位、半坐位、端坐位、俯卧位、头低脚高位、头高脚低位、膝胸卧位等。不同体位有不同的作用；如发生坠积性肺炎，可以采取头低脚高位，以利于肺内分泌物的引流；如出现了臀部的褥疮，可以采取俯卧位或侧卧位。

9.预防下肢静脉血栓：长期卧床老人活动量少，肢体远端的血液回流缓慢，血液黏稠度增高，加之高血压、高血糖及高血脂等，容易形成血栓。预防下肢静脉血栓最简单的方法是按摩下肢肌肉，从下到上，主动或被动活动下肢的关节，包括踝、膝、髋。

10.预防肢体的废用性萎缩：长期卧床的老人很多并不是完全肢体不能活动，而是因为残存的肢体功能没有得到很好的锻炼或利用，所以很多老人卧床之后肌肉萎缩、肌力下降，甚至关节挛缩。预防关节挛缩的方法是经常地帮助老人被动活动肢体和被动放松，若是能动也可以让老人主动进行重复性训练，另外鼓励老人做力所能及的事情。

老年人用药的家庭护理应注意什么？

老年人的记忆、理解、接受、感觉、吞咽等能力减退，严重影响老年人的用药安全和效果。因此，老年人用药的家庭护理十分重要。

1.护理评估：要充分了解老年人各系统老化程度，老年人用药心理、用药史、服药能力、家庭及社会的支持情况等。

2.安全合理用药：应在医生的指导下，有针对性地选择药物及种类，以减少联合用药的不良反应，并规定适当的服药时间和间隔，做到合理用药，密切观察和预防药物的不良反应。

3.药物的存放

（1）用较大、颜色明亮的彩色字做好标签，标明剂量、时间，并按服药的先后顺序放到醒目易取的位置，设定定时提醒避免遗漏；内服药与外用药应做好标记，分开放置；安定等精神类药物应妥善保管。

（2）药物应放在通风、干燥、阴凉避光、方便易取处，按药效期顺序放置；过期药物及时清理，必要的药物应及时补充。

4.用药的健康教育

（1）强调正确用药的意义，避免在没有适应证的情况下随意乱用药，如滋补药、抗衰老药、偏方等，走出不良的用药误区。

（2）按医嘱合理选择药物，避免重服、漏服、错服，随意增减用量、延长或缩短疗程。

（3）遵循简单用药的原则，首选非药物性措施，尽量减少用药种类，将药物不良反应降到最低。

发热的家庭护理要点是什么？

发热。体温升高至人体正常体温范围以上，临床上称体温过高，即发热。日常生活中，通常以测量口腔温度、腋下温度和直肠内温度来代表体温。人体各部位体温受多种因素的影响，年龄、性别、情绪、运动、

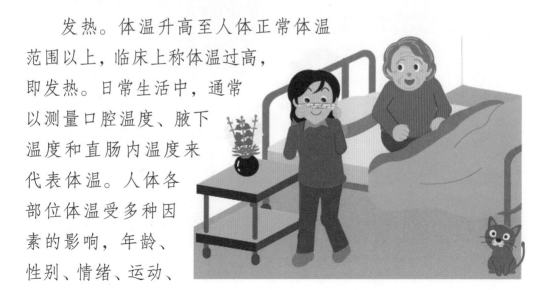

进食、时间、室内外环境气温变化、药物等，均可引起体温升高或下降。例如：随着年龄的增长，老年人体温略有下降；女性体温略高于男性；室内温度过高，人体体温可增高。发热程度、人体温度范围与常见疾病的关系见下表：

发热程度	体温	常见疾病
低热	38℃以下	结核病、甲亢、慢性胆囊炎、慢性扁桃体炎、慢性盆腔炎、慢性肝炎等
中等发热	38～39℃	结核病、感冒、急性阑尾炎、原发性肝癌等
高热	39～41℃	肺炎、化脓性胆囊炎、败血症、淋巴瘤等
超高热	超过41℃	中暑、病毒性脑膜炎、输液反应及病人临终前

　　发热病人应多休息，减少活动，必要时卧床。固定测温时间，记录并注意一日间体温变化。采用局部使用冷毛巾、冰袋冷敷，如额头、腋下、腹股沟、肘窝、腘窝等部位。将

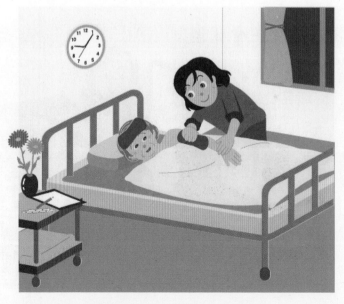

冰块放入帆布袋（或木箱）内，用木槌敲成核桃大小，放入盆中用冷水冲去棱角。用勺将冰块装入冰袋（冰囊）至半满（1/2满），将冰袋（冰囊）放于桌面上，将冰袋（冰囊）内

气体驱尽。排气后扎紧冰袋（冰囊）口端，擦干冰袋（冰囊）外壁水迹。倒提冰袋（冰囊），检查无漏水后装入布套内。将冰袋带外布套放至所需部位，或冷敷部位垫薄毛巾或纱布后再放置冰袋（冰囊）。冰袋（冰囊）冷敷常用部位有额头、腋下、腹股沟、肘窝、腘窝等。上述部位皮肤薄，血管丰富，降温效果好。冰袋（冰囊）冷敷禁忌部位有胸前区、腹部、后颈、足心等。因上述部位容易引起病人反射性心率减慢、腹部疼痛症状，所以，禁忌使用。

要避免被服潮湿，如有潮湿应及时更换衣服，保持床单干燥、清洁、无渣屑。增加饮水量，每日不少于2000毫升。增加高蛋白饮食的食入量。

长期卧床病人，注意口腔清洁。避免食物残渣残留在口腔，容易造成口腔有异味，甚或感染。每日早晚必须刷牙、漱口，不能自理者，应由专业人员实施特殊口腔护理，每日1~2次。必要时，请专业人员实施温水擦浴或酒精擦浴。

便秘的家庭护理要点是什么？

便秘是指粪便在肠腔内滞留时间超过三天以上，大量水分被肠壁吸收，导致粪便干燥、坚硬，排便不畅，甚或困难。老年人发生便秘的原因与生理改变有关。随年龄增长，老年人发生生理性改变，诸如唾液、胃液等各种消化液分泌逐渐减少，加之腹肌和骨盆肌等肌张力减弱，胃肠蠕动减慢。便秘与生活习惯不良有关。饮食结构不合理，饮食中缺少纤维素；饮水量不足；活动量减少或长期卧床；排便习惯不良，排便无律，排便时间过久等。便秘可能与疾病有关。糖尿病、脑血管疾病、结肠肿瘤、痴呆等精神性疾病，偏瘫等神经系统疾病，痔疮等都会导致便秘的发生。此外，不合理使用和滥用药物也会导致便秘的发生。也可能与精神、情绪状态有关。过度紧张、焦虑、恐惧等情绪变化都会引发便秘。

老年人应当养成良好的排便习惯。排便有规律，定时排便，最佳时间是饭后；排便时不阅读报刊、杂志或听广播，集中精力，避免排便时间过久；排便时最好采取蹲姿，增加腹肌张力，促进肠蠕动。长期卧床病人应按时给予便器，刺激排便；提供隐蔽排便环境；最好采取坐姿或适当抬高床头，以增加腹内压利于排便。

应多吃富含纤维素的食物，如蔬菜、水果、粗粮等。增加饮水量，每日饮水量1500~2000毫升，每天清晨喝一杯温开水或淡盐水，每餐前饮用温开水、柠檬汁等饮料，促进肠蠕动。可常饮用蜂蜜水，利于排便。少食辛辣等刺激性食物。

根据个人身体情况从事适宜老年人的活动，如散步、慢跑、做操、打太极拳等。卧床病人可进行床上活动或在他人协助下进行被动活动。

保持良好精神状态，培养积极乐观的人生态度，养成健康生活方式，消除紧张因素，克服不良情绪。

注意观察大便变化，正常情况下，一般成年人每日排便1~3次或每2~3日排便一次；粪便为黄褐色的成形软便；排便通畅无痛苦。

腹部环形按摩，先排空尿液，可于起床前、睡觉前及排便时，用手按压腹部，顺结肠方向从右向左环形按摩数十次，促进肠蠕动，增加腹内压力，利于排便。用手指轻压肛门后端也可促进排便。可以肛门

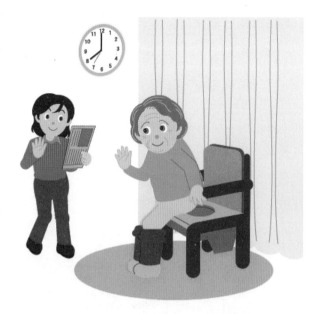

用药，软化粪便，解除便秘，适用于老年人便秘、体弱久病、长期卧床便秘者。

症状严重者需在医生指导下给予灌肠。在医生指导下使用口服缓泻药物；缓泻药可减少粪便水分的吸收，刺激肠蠕动。缓泻剂虽然可以暂时解除便秘，但长期使用或滥用会引起药物依赖性而出现慢性便秘。老年人应在医生指导下使用温和的缓泻剂。

腹泻的家庭护理要点是什么？

腹泻是排便次数增加，粪便松散稀薄甚至呈稀水样。一般成人每日排便1~3次，粪便为成形软便，属于正常。由于某种原因引起肠蠕动加快，食物快速通过胃肠未被完全吸

收，水分吸收障碍；同时，肠液分泌量增加，致使粪便稀薄，造成腹泻。

造成腹泻的原因：饮食不当、饮食不洁或食物过敏、中毒，均会引起腹泻，老年人饮食过于油腻会增加胃肠道负担从而诱发腹泻；与疾病有关，胃肠道疾病或某些内分泌疾病，如甲亢，使肠蠕动增加，引发腹泻；药物滥用，尤其是泻药的不合理

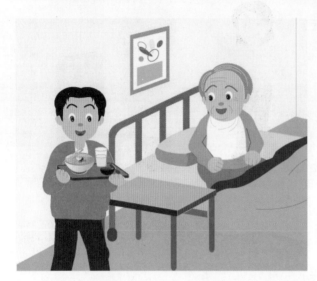

使用会刺激肠道，造成腹泻；与精神因素有关，过度紧张、焦虑等情绪变化会引起肠蠕动增加，诱发腹泻。

护理方面应了解有关腹泻和饮食卫生的知识，合理安排饮食，注意饮食卫生，调整饮食结构。腹泻期间，进食清淡流质或半流质食物，如面汤、米汤、稀粥、果汁等；持续严重腹泻时，酌情暂时停止进食，通过肠道外给予营养；腹泻停止后短期内，进食软食，如软米饭、鸡蛋羹、菜泥等，避免辛辣、油腻、高纤维素食物，如西瓜、桃、梨等。同时，鼓励腹泻患者多饮水，补充机体流失水分。卧床休息热水袋热敷，减少肠蠕动，缓解腹泻腹痛。对于不能自理的老年人，应及时使用便盆，减轻不安情绪。

注意观察血压和皮肤弹性。血压下降或皮肤弹性降低，

提示机体出现乏力、脱水或休克。注意观察粪便的颜色、性质、气味和量。留取粪便标本，协助医院诊断和治疗。保持良好精神状态，消除紧张因素，克服不良情绪。由于粪便污物和异味会使患者感到不适，因此要注意保持环境和衣服的整洁，为患者提供良好的休养环境。

保护臀部皮肤，排便后，用软纸轻擦肛门，并及时用温水清洗擦干，还可在肛门周围涂凡士林或护肤油加以保护。

排便失禁的家庭护理要点是什么？

排便失禁是由于肛门括约肌不受意识控制而发生不可控制的排便。

排便失禁主要是由疾病或损伤造成，如神经系统疾病、胃肠道疾患、精神障碍等。排便失禁表现为患者不能控制排便。治疗原则是重建排便控制能力。

护理方面要保持衣服、被褥和环境的清洁，及时清洁被粪便污染的衣服和被褥；保持室内空气的清新，消除异味，定时开窗通风，为患者创造一个良好的休养环境。

注意保护局部皮肤，臀下铺橡胶单或一次性尿布便于及时更换，或穿成人纸尿裤，减少皮肤刺激。排便后及时用温水清洗肛门周围和臀部的皮肤并轻轻擦干，保持局部皮肤的干燥；可于肛门周围涂凡士林或润肤油剂加以保护。

观察局部皮肤变化和排便情况，注意观察肛门周围和骶尾部皮肤变化，有无红肿、破损或溃疡等变化；按摩骶尾部皮肤，预防压疮的发生。

进行排便训练，重建排便控制能力，进行肛门和盆底部肌肉的舒张训练，具体方法是取站位、坐位或卧位，先慢慢收缩肛门肌肉再慢慢放松，每次收缩时间为10秒，连续练习10次后可稍作休息，再重复以上练习，每次练习时间为20~30分钟，每天数次，以不感到疲劳为宜。在了解排便时间和规律的基础上，定时使用便器，试行排便，刺激定时排便。排便失禁的病人会感到自卑、忧郁，家人应充分理解和尊重病人，并给予病人心理安慰，消除其不良情绪，树立信心，战胜疾病。

合理安排饮食，应多吃富含纤维素的食物如蔬菜、水果、粗粮等，少食辛辣和油腻食物。适当增加饮水量，每日饮水量。

肠胀气的家庭护理要点是什么？

肠胀气是指过量气体积存在胃肠道内，不能自行排出。通常情况下，胃肠道内可有约150毫升气体存在，可通过口腔、肛门排出，也可被胃肠道吸收，不会引起不适。

引发肠胀气的因素：肠道疾患，肠道梗阻、肠道手术后等使气体无法排出；肠蠕动减慢，由于年龄增长和活动量减少如长期卧床病人，相对肠蠕动减少，不利于排出体内多余气体，从而引发肠胀气；进食过多产气食物或吞入过多空气，产气食物在消化中产生大量气体，积存于肠道内，诱发肠胀气。

肠胀气表现为腹胀、腹部痉挛性疼痛、腹部膨隆、叩诊可闻及鼓音、呃逆、肛门排气过多，严重时，可出现气急或呼吸困难等症状。

肠胀气的治疗原则是排除气体和促进肠蠕动，护理方面应了解引发肠胀气的因素和预防方法。轻度肠胀气者可进行腹部热敷、按摩等方法，促进肠蠕动，缓解肠胀气，严重者，可在医生指导下进行药物治疗或进行肛管排气。要注意观察肠胀气症状和体征变化，在治疗过程中，观察腹胀、腹痛症状有无好转，腹部膨隆有无减轻，以判断治疗效果和肠胀气程度。养成良好的饮食习惯，进食时，细嚼慢咽，勿说话，防止吞入大量气体。勿食过多产气食物或碳酸饮料，以免产生过多气体，引发肠胀气。对于老年人，由于胃肠道功能随年龄增长逐渐减弱，肠蠕动

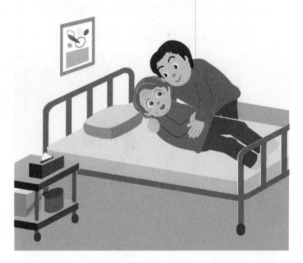

减慢，易发生肠胀气。因此，应适当增加活动如步行、骑自行车、打太极拳或从事家务劳动等，以刺激肠蠕动，减少肠胀气的发生。对于长期卧床或不能自理的病人，可进行床上的被动活动或翻身，也可达到刺激肠蠕动的目的。

尿失禁的家庭护理要点是什么？

尿失禁指排尿不受意识控制，尿液不自主流出。依据产生尿失禁的原因可将尿失禁分为三个类型。

1.真性尿失禁。尿液一旦生成便不自主地流出，膀胱为空虚状态。此类尿失禁主要是由于支配排尿的神经或肌肉损伤，多见于昏迷、脑瘤、瘫痪或手术后病人。

2.假性尿失禁。膀胱内尿液积存达到一定压力后，才

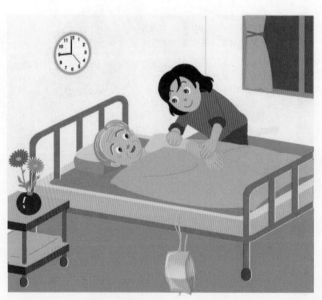

会不自主流出少量尿液。尿液排出后，膀胱内压力减小，排尿即停止，此时膀胱仍为胀满状态。

3.压力性尿失禁。当打喷嚏、咳嗽或运动等腹肌收缩，内压增高时，

有少量尿液不自主流出。主要由于老年人肌肉和韧带松弛或过度肥胖引起，多见于女性老年人。尿失禁主要表现为不能控制地排尿，易诱发尿道感染等疾病。

护理方面要注意查看老年人应了解产生尿失禁的原因和相应的治疗护理。查找引发尿失禁的原因和观察排尿规律。观察局部皮肤情况，有无红肿、破溃和感染征象。做好卫生护理，尿失禁的老年人应经常用温水清洁外阴和肛周皮肤，勤换内衣裤，保持局部皮肤清洁干燥，避免感染。长期卧床或不能自理的老年病人，可铺尿垫或橡胶单，或使用成人纸尿裤，注意及时更换，排尿后用温水清洗；同时密切观察臀部皮肤，防止压疮发生。对于意识不清的老年患者，可使用外部接尿装置。男性病人可用阴茎袋连接集尿袋，接取尿液。集尿袋定时倾倒，每日取下阴茎袋和集尿袋，清洗晾干后备用，每2~3天更换一次。每日温水清洗会阴部和阴茎，防止尿道感染。女性老年患者，可用能贴紧外阴的乳胶袋接取尿液。

要适当摄入水分，一般病人每日白天饮水量为2000~3000毫升，以刺激膀胱，促进排尿功能的恢复，也利于预防感染发生。入睡前要适当控制饮水量，减少夜尿次数，保证睡眠质量。

可以进行排尿功能恢复训练，肌肉功能训练。取立位、坐位或卧位，结合深呼吸，做排便动作。先深吸气并收腹提肛，再配合深呼气，放松腹部和肛门肌肉，如此反复，每次10秒，连续做10次左右，每日练习数次，以不感到疲劳为宜。若个人情况允许，可酌情安排下床活动或抬腿动作，锻炼腹肌功能。

膀胱训练：定时使用便器，开始时白天每隔1~2小时使用便器一次，夜间每隔3~4小时使用便器一次；以后逐渐增加间隔时间，至白天排尿3~5次，夜间排尿0~1次为佳，建立正常排尿规律，恢复排尿功能。晨起后和入睡前老年人入厕排尿；有尿意时，应立即入厕或使用便器排尿，不可憋尿。在使用便器时，双手轻轻按压下腹部，协助尿液排出。

尿潴留的家庭护理要点是什么？

尿潴留是大量尿液储存于膀胱内，膀胱过度充盈，不能自行排尿。

引发尿潴留的原因：机械性梗阻，尿道内或尿道周围有机械性压迫阻塞，尿道狭窄、尿路结石、肿瘤或前列腺肥大等；

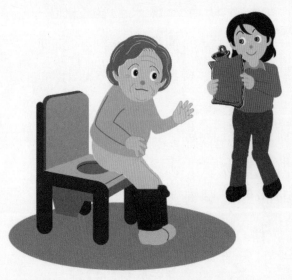

中枢神经系统受损，支配排尿的神经或中枢损坏，如脑炎、外伤或手术后的神经系统损伤等，不能形成正常的排尿反射，病人丧失自主排尿功能；其他原因，心理因素如过度紧张、焦虑等；排尿习惯改变，如不习惯床上排尿或不具备隐蔽排尿环境

等；另外，腹部疼痛、手术或身体过度衰弱病人不能自行用力排尿，造成尿潴留。

尿潴留表现为膀胱过度膨胀，可至脐部，可扪及腹部有囊状包块，并有压痛；病人有急迫尿意但排尿困难，并伴有下腹胀痛。

护理方面要查找尿潴留的原因，根据病因给予相应治疗。积极治疗原发病，安慰病人，消除紧张、焦虑等不良情绪反应，树立战胜疾病的信心。评估尿潴留的程度和病人病情变化，提供良好的排尿环境，其他人员回避，关闭门窗，适当遮挡，保持环境隐蔽。酌情播放轻松音乐，可达到放松情绪和遮盖排尿声音的目的。将便器放于便于取放的位置，消除心理顾虑。

还可采用适当排尿体位，尽可能使老年人以习惯体位排尿，如站位、坐位或蹲位。对于卧床病人或不能自理者，可协助其抬高上身取半坐位或坐位，利于尿液排出。

可以诱导排尿方法，可打开水龙头或反复倒水，听流水声；用温水淋洗会阴部；按摩大腿内侧；轻敲耻骨上区或轻拉阴毛等，均可达到引导排尿的目的。或用热敷和按摩，以热水袋或热毛巾热敷下腹部或轻压膀胱部，以协助排尿。

必要时遵医嘱用药，以上方法均无效时，可由专业人士进行无菌导尿术，解除尿潴留。

老年期抑郁的家庭护理应注意什么？

在遵医嘱按时服用抗抑郁药剂的同时，患者家人应对患者加强护理。并对原有的躯体疾患，进行进一步的对症治疗。同时应鼓励患者多参加各种娱乐活动和体育锻炼，改善身体素质，同样也有利于病情的缓解。老年期抑郁障碍预防原则：减轻老年人的孤独，消除老年人与社会的隔绝感，增强其自我价值观念。具体措施为：鼓励老年人参加一定限度的力所能及的劳作。促进老年人走出家庭，多参与集体活动，与其他老年人进行交流。子女最好与老年人同住，让其尽享天伦之乐，尽量避免或减少住所搬迁，以防止由于适应困难而出现新的问题。

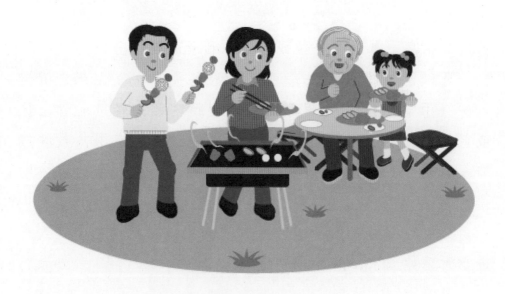

脑卒中（中风）后的家庭护理要点是什么？

【发病原因】

1.血管性危险因素。脑卒中发生的最常见原因是脑部供血血管内壁上有小栓子，脱落后导致动脉栓塞，即缺血性卒中。也可能由于脑血管或血栓出血造成，为出血性卒中。冠心病伴有房颤患者的心脏瓣膜容易发生附壁血栓，栓子脱落后可以堵塞脑血管，也可导致缺血性卒中。

2.其他疾病因素，如高血压、糖尿病、高血脂等。其中，高血压是中国人群卒中发病的最重要危险因素。

3.不良生活方式。通常同时存在多个危险因素，如吸烟、不健康饮食、肥胖、缺乏适量运动、过量饮酒等会增加脑卒中的发病风险。

【临床表现】

1.典型症状：起病急，起病后立即出现相应的症状。全脑症状，如头痛、呕吐，不同程度的意识障碍，昏迷不醒，神经功能受损症状，如偏瘫、语言功能受损、偏盲、行走不稳、饮水呛咳等。

2.其他症状：蛛网膜下腔出血患者常常感到枕部－颈部交界区疼痛，怕光。

【治疗原则】

无论是缺血性中风还是出血性中风患者，发病后应立即送医院救治，以争取宝贵的抢救时间。由于脑卒中具有发病率高、死亡率高、致残率高的特点，且大部分患者病后会有不同程度的后遗症，因此，出院后的家庭护理尤为重要。

【护理知识】

1. 饮食护理

（1）饮食注意"三低、二不、一多"。即饮食要低脂、低盐、低糖，不要吃得过饱、不要多饮酒，多吃富含维生素的食物。高血压的产生与过量食盐摄入有关，而高血压又是中风的主要诱因之一，一般成年人食盐摄入量每天不超过6克即可。

（2）适当食用豆类和菌藻类食物。豆类及其制品含蛋白质较多，有降胆固醇的作用。菌类食品含人体所需的多种氨基酸。藻类内含的一些物质有抵制红细胞凝集作用，可防止血栓形成。

（3）饮食宜清淡，多吃蔬菜、水果，且最好生吃，以避免破坏维生素。

（4）根据研究，每天多补充400毫克的钙，大约只是一两片钙片，或两杯牛奶的量，就能够降低中风发生的概率。

（5）发生压疮的病人要补充足够的蛋白质，特别是维生素C和鱼肝油、葡萄糖酸锌。

2.康复训练：脑中风患者早期进行康复训练，可降低后遗症残留率和后遗症程度。中风发病后，可通过被动运动来预防或减轻脑体痉挛及后遗症的发生。为患者进行关节被动运动，可预防患者关节活动挛缩，还可促进肢体血液循环和增加感觉输入。待病情稳定后，可开始主动训练。

（1）翻身训练：让病人练习床上左右翻身，因为躯干受双侧椎体支配，瘫痪一般不完全，恢复起来较快。

（2）坐起训练：坐起是预防体位性低血压及日后站立、行走等一些日常活动所必需的基本动作。练习从健侧或患侧坐起。注意不要背靠物体而坐。

（3）站位训练：患者能独立坐稳后，可开始站位训练。患者能独自站稳后，让重心逐渐转移向患腿，以训练患腿的持重能力。

（4）步行训练：当患者可独立站稳，并可向前迈步时，才能开始步行训练。训练前，先练双腿交替前后迈步和重心转移。练习时不宜过早地使用手杖，以免影响患侧训练。

3.皮肤护理：中风患者由于长期卧床，局部组织受压过久，引起血液循环不畅，局部组织缺血、缺氧而发生软组织损伤，导致正气虚弱、气血运行不畅而生成压疮。下面是一些有效的预防措施：

（1）定时翻身：每2小时变换一次体位，病情稳定后可增加翻身次数。给病人翻身时动作要轻，避免拖、拽、推等动作，以免擦伤皮肤。

（2）放置软垫：对骨头突出部位要放置海绵垫或棉垫，

使受压部位悬空，或贴保护性敷料，以防继续受压。有条件的可以准备气垫床。

（3）保持皮肤清洁干燥：每天用温水擦洗受压部位1~2次。对昏迷、瘫痪、大小便失禁、出汗及呕吐的患者，衣服、被褥污湿后要及时更换；保持臀部、背部、会阴部清洁干燥，用温水擦洗浸渍部位。

4.心理护理：中风不是不治之症，患者要振作精神，坚定生活信念，保持良好的心态，保持乐观和豁达的性格，克服悲观失望的情绪。同时还应培养自己的生活情趣，多和朋友聊聊天，听听音乐，但要避免疲劳。

帕金森病的家庭护理要点是什么？

帕金森病是一种常见的神经系统变性疾病，老年人多见，平均发病年龄为60岁左右，40岁以下起病的青年帕金森病较少见。我国65岁以上人群帕金森病的患病率约是1.7%。

【发病原因】

帕金森病的确切病因至今未明。遗传因素、环境因素、年龄老化、氧化应激等均可能参与帕金森病多巴胺能神经元的变性死亡过程。此外，脑外伤、吸烟、饮咖啡等因素也可能增加或降低罹患帕金森病的危险性。吸烟与帕金森病的发生成负相关，这在多项研究中均得到了一致的结论。咖啡因也具有类似的保护作用。严重的脑外伤则可能增加患帕金森病的风险。

【临床表现】

帕金森病起病隐袭，进展缓慢。首发症状通常是一侧肢体的震颤或活动笨拙，进而累及对侧肢体。临床上主要表现为静止性震颤、运动迟缓、肌强直和姿势步态障碍。近年来人们越来越多地注意到抑郁、便秘和睡眠障碍等非运动症状也是帕金森病患者常见的主诉，它们对患者生活质量的影响甚至超过运动症状。

1.静止性震颤。约70%的患者以震颤为首发症状，多始于一侧上肢远端，静止时出现或明显，随意运动时减轻或停止，精神紧张时加剧，入睡后消失。

2.肌强直。检查者活动患者的肢体、颈部或躯干时可觉察到有明显的阻力，这种阻力的增加呈现各方向均匀一致的特点，类似弯曲软铅管的感觉，故称为"铅管样强直"。患者合并有肢体震颤时，可在均匀阻力中出现断续停顿，如转动齿轮，故称"齿轮样强直"。

3.运动迟缓。运动迟缓指动作变慢，始动困难，主动运动丧失。患者的运动幅度会减小，尤其是重复运动时。根据受累部位的不同运动迟缓可表现在多个方面。面部表情动作减少、瞬目减少称为"面具脸"。说话声音单调低沉、吐字欠清。写字可变慢变小，称为"小写征"。

4.姿势步态障碍。姿势反射消失往往在疾病的中晚期出现,患者不易维持身体的平衡,稍不平整的路面即有可能跌倒。

5.非运动症状。帕金森病患者除了震颤和行动迟缓等运动症状外,还可出现情绪低落、焦虑、睡眠障碍、认知障碍等非运动症状。疲劳感也是帕金森病常见的非运动症状。

【治疗原则】

1.综合治疗:药物治疗是帕金森病最主要的治疗手段。左旋多巴制剂仍是最有效的药物。手术治疗是药物治疗的一种有效补充。康复治疗、心理治疗及良好的护理也能在一定程度上改善症状。目前应用的治疗手段主要是改善症状,但尚不能阻止病情的进展。

2.用药原则:用药宜从小剂量开始逐渐加量。以较小剂量达到较满意疗效,不求全效。用药在遵循一般原则的同时也应强调个体化。根据患者的病情、年龄、职业及经济条件等因素采用最佳的治疗方案。药物治疗时不仅要控制症状,也应尽量避免药物副作用的发生,并从长远的角度出发尽量使患者的临床症状能得到较长期的控制。

【护理知识】

1.保持积极心态。全方位指导帮助病人,尊重病人的人格及生活习惯,给予鼓励、支持和关心,减轻病人的心理压力。

2.合理安排休息。指导病人建立规律的活动和休息,增加白天活动量,减少白天小睡和午睡,以便晚上睡眠更集中。晚餐不要过饱,不饮酒、浓茶、咖啡、不吸烟、不食油腻食品,睡前 1 小时排尽小便，入睡前热水泡脚或喝一杯热牛奶，可助睡眠。

3.合理及时服药。必须按时服药，可用闹钟提醒自己或把药放在牙刷杯旁，不能随意停药或减药。

4.安全合理饮食。根据病人情况和饮食喜好，荤素搭配，多食富含纤维素和易消化的食物，多食含酪胺酸的食物，如瓜子、杏仁、芝麻、脱脂牛奶等可促进脑内多巴胺的合成，适当控制脂肪的摄入。提供安静的环境和充足的时间，不要与病人谈话，以免误吸。饮食不宜过烫，以防烫伤，在病人的碗或盘子下放一块橡胶垫以防滑动。偶有呛咳者，应以半流质为宜，如蛋羹、粥、菜泥、酸牛奶等；频繁发生呛咳者，可将少量食物用汤匙压住舌根部慢慢送入，让病人充分咀嚼，待完全咽下，张口确认无误后再送入食物。喂饭时不能失去耐心，训斥患者。发生呛咳时应暂停进餐，呼吸完全平稳时，再喂食物。对咀嚼、吞咽功能障碍者，进食时以坐位为宜，选择易咀嚼、易吞咽、高营养、高纤维素的食物。进餐前先回想吞咽步骤，进餐时让其将口腔多余的唾液咽下，咀嚼时用舌头四处移动食物，一次进食要少，缓慢进食。

5.日常生活指导

（1）室内物品摆放：应固定、有序、减少障碍，光线充足，灯光避免直射；电源开关要方便科学，浴室内安放固定的高脚凳，方便坐着洗澡和穿脱衣服；浴缸处设安全扶手，浴缸底部放上防滑垫。卧室及卫生间最好铺地毯，防止病人摔倒和发生意外。

（2）起床、穿衣：鼓励病人自行穿脱柔软、宽松的衣服，尽量选择开衫、有拉链或有粘胶带的衣服或鞋子，避免用纽扣。对自行起床有困难者，可将床头抬高，在床尾系一根绳子，便于病人牵拉起床。

（3）步态训练：每天有计划地进行原地站立及高抬腿踏步，如有小碎步，可穿橡胶鞋底的鞋子增大摩擦力，使走步不易滑。对起步较困难或步行时突然僵住不能动的病人，应指导其思想放松，向前走时脚尽量抬高，尽量跨大步，脚跟先着地，眼睛注视前方，不要注视地面。转身时尽量不要转弯，而是以弧线前进，身体跟着移动，也就是兜圈子转弯。

（4）言语训练：意识清醒的病人应及早进行口型发音训练，即发"a"、"o"或咳嗽、吹纸、吹口哨等。鼓励用语言表达自己的思想，从单音节开始到词组，逐渐复杂。

（5）书写训练：抄写时使用笔管较粗的笔或在笔管上加塑胶套，便于握笔；书写时放慢速度，写两行停一下，再重新开始写，以防字越写越小。

（6）吞咽训练：进行吞咽训练时以坐位为佳，头稍向前倾，进食的顺序为软食－半固体－固体，最后是液体。

（7）面部功能训练：让病人做皱眉、鼓腮、撅嘴、龇牙、伸舌、吹气等训练，以改善面部表情和吞咽困难现象，协调发音，保持呼吸平稳顺畅。

【用药知识】

1.抗胆碱能药物：主要是通过抑制脑内乙酰胆碱的活性，

相应提高多巴胺效应。临床常用的是盐酸苯海索。

2. 金刚烷胺：可促进多巴胺在神经末梢的合成和释放，阻止其重吸收。对少动、僵直、震颤均有轻度改善作用，对异动症可能有效。肾功能不全、癫痫、严重胃溃疡、肝病患者慎用。

3. 单胺氧化酶 B（MAO-B）抑制剂：通过不可逆地抑制脑内 MAO-B，阻断多巴胺的降解，相对增加多巴胺含量而达到治疗的目的。MAO-B 抑制剂可单药治疗新发、年轻的帕金森病患者，也可辅助复方左旋多巴治疗中晚期患者。它可能具有神经保护作用，晚上使用易引起失眠，故建议早、中服用。胃溃疡者慎用，禁与 5- 羟色胺再摄取抑制剂（SSRI）合用。

4. DR 激动剂：可直接刺激多巴胺受体而发挥作用。目前临床常用的是非麦角类 DR 激动剂。适用于早期帕金森病患者，也可与复方左旋多巴联用治疗中晚期患者。

5. 复方左旋多巴（包括左旋多巴 / 苄丝肼和左旋多巴 / 卡比多巴）：应从小剂量开始，逐渐缓慢增加剂量直至获较满意疗效，不求全效。剂量增加不宜过快，用量不宜过大。餐前 1 小时或餐后 1 个半小时服药。老年患者可尽早使用，年龄小于 65 岁，尤其是青年帕金森病患者应首选单胺氧化酶 B 抑制剂或多巴胺受体激动剂，当上述药物不能很好控制症状时再考虑加用复方左旋多巴。活动性消化道溃疡者慎用，狭角型青光眼、精神病患者禁用。

6. 儿茶酚 - 氧位 - 甲基转移酶（COMT）抑制剂：COMT 抑制剂包括恩他卡朋和托卡朋。帕金森病患者出现症状波动时可加用 COMT 抑制剂以减少"关期"。恩他卡朋需与左旋多巴同时服用才能发挥作用。托卡朋第一剂与复方左旋多巴同服，此后间隔 6 小时服用，可以单用。COMT 抑制剂的副作用有腹泻、头痛、多汗、口干、氨基转移酶升高、腹痛、尿色变黄等。托卡朋有可能导致肝功能损害，须严密监测肝功能，尤其在用药头 3 个月。

高血压病的家庭护理要点是什么？

高血压是老年人最常见的心血管疾病。在绝大多数病人中，高血压的原因不明，称之为原发性高血压，又称高血压病。目前认为高血压的病因是在一定的遗传因素基础上，由于多方面后天因素作用的结果，如年龄（高血压患病率随年龄而上升）、肥胖、不合理的饮食结构、职业与环境（脑力劳动者患病高于体力劳动者）及吸烟、持续的紧张状态等都与高血压的发病有关。

【发病原因】

原发性高血压发病机制尚不完全清楚。目前认为是反复的精神刺激和长期的过度紧张使人的大脑皮层失去了调节和控制功能，皮层下血管运动中枢失去平衡，交感神经活动增强，而引起全身小动脉痉挛，外周血管阻力增加从而使血压升高。

【临床表现】

1. 血压升高，老年高血压标准是收缩压 ≥ 21.3kPa（160mmHg），舒张压 ≥ 12.7kPa（96mmHg）。

2. 早期症状：在高血压初期可表现为头昏、头胀、头疼、烦躁、失眠、耳鸣及乏力等症状。

3. 晚期症状：老年高血压病人在晚期容易出现并发症，如脑血栓、脑出血、冠心病、心力衰竭、肾功能损害及眼底出血等。

【治疗原则】

高血压患者一般需要长期甚至终身治疗。使用有效而且不引起明显副作用、不影响生活质量的降压药，使血压下降或接近正常范围，防止和减少并发症。治疗包括药物治疗和非药物治疗。

1. 药物治疗：老年人应用降压药物因人而异，要缓慢降压。用药时最好单一药物，从最小剂量开始，药物加量时要缓而渐进，如一种药物效果不满意，可更换另一种，或加另一种药物小剂量合用，尽可能减少药物的副作用。要注意监测血压变化，防止发生心衰及体位性低血压引起的摔伤等并发症。

2. 非药物治疗：此方法可用于治疗轻型高血压，如限制食盐的摄入（每日2~3.5克）、戒烟、减轻体重及有规律的体育活动对轻型高血压均有益，如慢跑、做健身操、练气功、打太极拳等均有一定的疗效。

【护理知识】

1.要注意掌握血压变化的规律，每日定时测量血压，避免过大的血压波动。特别要注意头痛症状，要注意头痛的程度、持续时间，是否伴有头晕、眼花、耳鸣、恶心、呕吐等。如出现血压突然升高时，应全身放松，静卧休息，立即舌下含服或口服降压药物，稍觉缓解后即到医院就诊。

2.要避免过度的紧张和劳累，保证合理的休息和睡眠。饮食应以低盐、低脂肪为原则，少食含胆固醇高的食物，要戒烟和避免过度饮酒。服用降压药物过程中，要注意如果从坐位起立或平卧位起立时，特别是在夜间起床小便时动作应缓慢，以免血压突然降低，引起晕厥而发生意外。必须坚持长期用药，要在医生指导下服用各种降压药。

3.在家里自测血压时要注意用固定的血压计，测压时间要固定。测前30分钟不要吸烟，不饮刺激性饮料，如浓茶、可乐、咖啡。应在安静状态下休息5分钟再测，要连续测两次取平均值，并做好记录，以便就诊时为医生调整药量提供依据。

4.要保持乐观向上、稳定的情绪，坚持参加适当的运动，要保持生活有规律。改变不良的饮食和生活习惯，合理安排作息时间，戒烟酒，控制体重。积极治疗已有的疾病，特别是糖尿病、高血压等。服药要按时、按医生要求服用，做到定时规律、长期坚持。

【用药知识】

1.波依定，口服，每次5毫克，每日一次。开博通，口服，每次12.5毫克，每日三次。寿比山，口服，每次2.5毫克，每日一次。

2.波依定的副作用，在常用量时不良反应较轻，大剂量时可有头晕、头痛、呕吐、心慌、乏力及面部潮红等。开博通的副作用常见的有皮疹，可伴有瘙痒和发热，还可有咳嗽、头晕、头痛等。寿比山的副作用主要为消化道反应，如腹泻、食欲减退、恶心、口干，还有体位性低血压。

冠心病的家庭护理要点是什么？

冠状动脉粥样硬化性心脏病（简称冠心病），这是老年人比较常见的疾病，男性多于女性，以脑力劳动者为多。冠心病的病因尚未完全明了，目前认为与高血压、高血脂症、

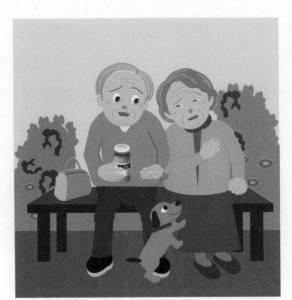

糖尿病及吸烟、肥胖和遗传因素有关。

【发病原因】

冠心病是由于供给心脏本身营养的冠状动脉血管的内膜发生了粥样硬化病变使血管腔变窄或者阻塞，造成冠状动脉血流量减少、供血不足，引起心肌缺血和缺氧而发病。

【临床表现】

心绞痛，疼痛的主要部位为胸骨后部，而老年人的心绞痛表现多不典型，疼痛的部位常为心前区、上腹部、右肩、左臂、咽部和颈部等处。疼痛的特点为阵发性的前胸压榨性、闷胀样感觉，严重的可有喘不过气的窒息样感觉。疼痛还可放射到左肩或左上肢。疼痛持续的时间一般为3~5分钟，很少超过15分钟，休息或者舌下含服硝酸甘油类药物1~2分钟就可缓解。

【治疗原则】

预防和治疗引起动脉粥样硬化的病因，控制心绞痛的发作，如有效地控制高血压、糖尿病，积极治疗高血脂症及戒烟等。心绞痛发作时应立即休息，含服作用较快的硝酸酯类药物，可用硝酸甘油片0.5毫克舌下含服或硝酸异山梨酯（消心痛）5~10毫克舌下含服。

在平静休息时，50%~70%病人的心电图是正常的，只在心绞痛发作时心电图才有异常改变。目前，最先进的诊疗技术即冠状动脉造影，可以确定冠状动脉粥样硬化造成血管腔狭窄的部位和程度。

【护理知识】

1.要了解心绞痛发作时的原因和缓解方式，注意疼痛的部位和表现。老年人心绞痛的发作往往不典型，可能无明显的心前区疼痛，常表现为左肩和右臂痛，伴有手指的麻木，还可能表现为胃肠道症状，如上腹部疼痛。因老年人对疼痛的感觉迟钝，故劳累或激动时可能不出现典型心绞痛，表现为气喘、憋闷感、软弱无力或疲劳感。

2.要保持良好的心态，避免情绪激动和精神紧张。心绞痛发作时应立即休息，发作频繁时应卧床休息。饮食要少食多餐，不要过饱，应以清淡易消化、含有丰富维生素的食物为主，多食蔬菜和水果，吸烟者戒烟。高血脂者以素食为主。限制脂肪食物，保持大便通畅，不要用力排便，因可加重心脏负担，诱发心绞痛的发作。

3.要避免过度劳累，寒冷季节应注意保暖。可做一些适当的运动，如散步，速度不要太快，避免剧烈运动，最好进餐一小时后进行。老年病人应尽量避免洗冷水浴和泡热水澡，因可使血管收缩或扩张而诱发心绞痛，还有洗澡的时间不要太长，门不要上锁，以防发生意外。在家中服用硝酸甘油应放在固定易拿取的地方，用后放回原处。家人也应了解药的位置，以便心绞痛发作时能及时找到。外出时应带好必备药品，因硝酸甘油见光易分解，应放在棕色避光密封的金属盒内，服用时应注意药物的有效期，每半年应更换新药。

【用药知识】

1.硝酸甘油，舌下含服，每次0.5毫克。消心痛，口服，每次5~15毫克，每日3次，可长期服用。倍他乐克，口服，每日50~200毫克，分2~3次服用。阿司匹林，口服，50~75毫克，每日一次。

2.硝酸甘油和消心痛的副作用是头晕、头胀痛、头部跳动感、面红、心慌，老年人还容易发生体位性低血压。为避免发生明显副作用，应从小剂量开始服用，首次服用应平卧片刻，尽量避免体位变化。倍他乐克的副作用，常见的有支气管痉挛，心脏窦房结功能障碍，使心率减慢，肢体发凉，长期服用还有失眠、多梦、低血糖、阳痿、胃肠道反应等。所以心功能不全、支气管哮喘及心动过缓病人不宜使用或应在医生指导下慎用。阿司匹林的副作用，胃肠道反应最常见，如恶心、呕吐和上腹部不适，长期大剂量服用可引起胃肠道出血或溃疡。

心律失常的家庭护理要点是什么?

心律失常是指心脏自律性异常或传导障碍引起的心动过速、心动过缓或心律不齐;精神紧张、大量吸烟、饮酒、喝浓茶或咖啡、过度疲劳、严重失眠等常为心律失常的诱发因素;心律失常多见于心脏病患者,也会发生在麻醉、手术中或手术后。心律失常病人在家里应在饮食起居等各方面加以注意,以巩固疗效,防止或减少心律失常的发作。

1.充分休息:晚上宜早睡,不宜熬夜,保证午睡,对有失眠者,应服镇静剂;若在心跳快时早搏较多,应该绝对卧床休息;在心跳慢时早搏较多,应适当参加活动,不要绝对卧床休息。不要看紧张或有刺激性的电影或电视,以防早搏发生。休息时避免左侧卧位,以防左侧卧位时感到心脏搏动而加重不适。

2.清淡饮食:选择易消化、富含纤维素的食物,防止便秘,避免饱食,不吃有刺激性的食物,如浓茶、咖啡等。

3.情绪平稳:应保持心情开朗,情绪稳定,避免过度兴奋和忧伤。

4.环境清静:嘈杂的声音刺激会加重患者的病情,尤其是严重心律失常患者更应注意。

5.避免感冒:密切注意气候变化,避免寒风侵袭,尽量不去拥挤的公共场所。

6.坚持强身:为提高免疫功能,增强体质,在病情稳定的情况下,可适当进行锻炼,并持之以恒。

7. 按时服药：遵医嘱按时服药，不要随意增减药量。

8. 定期复查：定期到医院检查心电图，以免发生严重的室性心律失常。平时如感到心悸频繁伴头晕、胸闷者，应及时到医院作做一步检查与治疗，以免发生意外。

心脏性猝死的急救护理要点是什么？

心脏性猝死是指急性症状发作后 1 小时内发生的，以意识突然丧失为特征的，由心脏原因引起的死亡。而心搏骤停是其主要诊断标准。心搏骤停是指各种原因引起的心脏突然停止跳动，有效泵血功能消失，引起全身严重缺氧、缺血，临床表现为扪不到大动脉搏动和心音消失；继之意识丧失，呼吸停止，瞳孔散大，若不及时抢救可引起死亡。一般认为，心脏停搏 5~10 秒可出现眩晕或晕厥，超过 15 秒可出现晕厥和抽搐，超过 20 秒可出现昏迷；若心搏停止超过 5 分钟常可造成大脑严重损伤或死亡，即使复跳也往往会有不同程度的后遗症。因此，心搏骤停是临床上最危重的急症，必须争分夺秒积极抢救。

【发病原因】

冠心病是心脏性猝死中最常见的病因。

【临床表现】

心脏性猝死的发生具有上午发生率增高的节律变化。上午发生率增高可能与患者此时段体力和精神活动增加有关，心肌缺血、心室纤颤及血栓形成等是上午易发生心脏性猝死的可能原因。猝死发生前患者可无任何症状，甚至可无明确器质性心脏病史。约半数以上的猝死患者在2周内常有胸痛、心悸、恐惧、渐重的疲乏无力等先兆症状。心脏丧失有效收缩4~15秒，即出现临床体征。主要有：突然意识不清或抽搐，呼吸迅速变浅、变慢或停止，大动脉搏动消失，心音消失，瞳孔散大，皮肤出现发绀，神经反射消失。

【急救措施】

如发现有病人心搏骤停应立即将其取平卧位：

1.判断病人意识有无。

2.大动脉搏动有无。

3.观察有无呼吸。

如果以上均没有应判断为心搏骤停，应该立即为患者行CPR（心肺复苏术），即生命基础支持术。心搏骤停的抢救必须争分夺秒，千万不要坐等救护车到来再送医院救治，要当机立断采取以下急救措施进行心肺复苏。

A.开放气道：将患者去枕平卧，急救者站或跪在病人的右侧，解开患者上衣，急救者右手按压患者前额使头后仰，左手向上举颏，打开口腔，用手指去除病人口和鼻腔中异物。

B.人工呼吸：抢救者左手拇指和食指捏住患者鼻孔，右手捏住下颌部，使患者抬颌张口，深吸一口气，用双唇包封住患者的口外部，尽可能多地将气体吹入患者胸腔，吹气速度要与自主呼吸差不多，使患者胸廓扩张；吹毕立即松开鼻孔，让患者胸廓及肺部自行回缩而将气排出，吹两次后开始心脏按压。

C.胸外心脏按压：抢救者右手拇指食指并列伸出，垂直放在患者左侧肋弓上，沿肋弓上移至剑突，翻转右手，使拇指食指均贴在患者胸骨上，左手掌根紧挨右手食指放在患者胸骨上，左手不动，右手掌压在左手背上，伸直双臂，肘关节不弯曲，利用上半身力量，使胸骨下陷4~5厘米，按压频率为60~100次分钟，30次为一组。

每按压30次需做人工吹气2次，连续做5个周期后重新评估病人的呼吸和循环体征。

与此同时，应立即拨打120求救。

心搏骤停1分钟内实施——CPR成功率>90%。

心搏骤停4分钟内实施——CPR成功率约60%。

心搏骤停6分钟内实施——CPR成功率约40%。

心搏骤停8分钟内实施——CPR成功率约20%。

植入心脏起搏器后的家庭护理应注意些什么？

心脏起搏器是近年来治疗缓慢性心律失常方法的重大进展，具有创伤小、成功率高、住院时间短及并发症少等优点。心脏起搏器是一种植入于体内的电子治疗仪器，通过脉冲发生器发放由电池提供能量的电脉冲，通过导线电极的传导，刺激电极所接触的心肌，使心脏激动和收缩，从而达到治疗由于某些心律失常所致的心脏功能障碍的目的。

【生活护理】

1.心理护理：术前老年病患因长期受疾病折磨，一般多会出现紧张及恐惧的负面心理情绪，因此应时常与病患进行深入的沟通交流，根据病患的自身心理状况采取相应的措施缓解患者的心理不良情绪；术后患者要保持心情舒畅，减少焦虑、忧郁的心情。

2.饮食护理：进食高蛋白、低脂肪饮食，多吃蔬菜、水果，保持大便通畅，避免便秘，戒烟戒酒。

3.劳逸结合，避免过度劳累，术后3个月内取平卧位及左侧卧位，尽量不要采取右侧卧位。密切观察患者心律、心率变化，如果脉搏有较多的停搏，应及时就诊。每日早、晚各测1次脉搏，若比原心率少5次/分钟以上，感到胸闷、心悸、头晕等要马上到医院就诊。

【注意事项】

1.避免用起搏器植入侧的手臂负重。选择散步、高尔夫球、门球或在游泳池中走步等运动为好。体力活动要适量，可适当从事日常工作和家务活动，但活动量不宜过大。

2.保持良好的生活规律，改变不良生活习惯，戒烟酒，进食不宜过饱，保持稳定良好的情绪，注意心理平衡，保证充足睡眠。

3.坚持必要的药物治疗。安装起搏器的病人大多数患有冠心病、高血压等疾病。不要以为装了起搏器就有了保险，仍需按时服用药物。

4.避免外界因素对起搏器功能的干扰。绝对禁止进入强磁场、高压线、电视和电台发射站、雷达地区、有发电机、电弧光焊接的场所，以免扰乱起搏器工作，影响心脏搏动。不能进行核磁共振、心电向量、电热疗、磁疗、放疗等影响起搏器功能的检查治疗。

5.定期到医院检查起搏器工作情况，以了解起搏器的起搏功能、感知功能和带动功能；拍胸片以明确起搏电极位置是否正常，及时检查起搏电源情况，以便适时更换电源。一旦出现头晕、胸闷、黑蒙、乏力等症状应立即到医院检查，以确定有无起搏器功能障碍的发生。

慢性心力衰竭的家庭护理要点是什么？

心功能不全也称为心力衰竭（简称心衰）。目前已成为老年人心血管常见病。心衰是多种心血管疾病的最后阶段，如心律失常、冠心病、高血压病等病情不断加重，都有可能出现心衰。

【发病原因】

心衰是由于各种心脏疾病使心脏血流发生了异常改变，

造成心肌收缩力下降，心脏排血量不足，不能满足身体代谢的需要，使身体的组织和器官血液供应不足、血流量减少，肺组织和体循环静脉发生淤血而出现心衰症状。

【临床表现】

劳累性的呼吸困难，即在做较重的体力活动时发生，休息后缓解，随着疾病的发展，做轻微体力活动时即可出现呼吸困难，病情严重时还可出现夜间阵发性的呼吸困难，不能平卧，咳白色泡沫痰或咳粉红色泡沫痰。慢性心衰还可表现为食欲不振、恶心、呕吐、腹痛、腹胀等，还可出现下肢水肿，常为中午后或夜间出现，休息后可消失。严重心衰卧床时水肿可发生在腰骶部和臀部。

【治疗原则】

控制和治疗原发疾病，预防和消除心衰的诱发因素，减轻症状，提高活动耐力，延缓病情的发展。如控制高血压、治疗冠心病和糖尿病等，预防呼吸道感染及强心利尿的药物治疗。

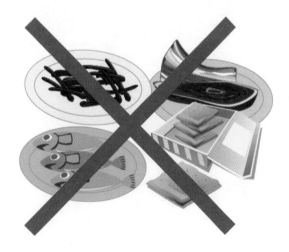

【护理知识】

1.老年心衰病人要学会自我监护，要了解自己的心功能情况，如有无心慌、咳嗽及出现劳累后的呼吸困难，特别要注意夜间发生的呼吸困难，是否在睡觉中突然憋醒，是否不能平卧或活动后出现心慌、气喘，甚至在休息时出现呼吸困难。要注意体重的变化，注意下肢尤其是足踝部有无浮肿，如体重增加而没有出现浮肿也可能是心衰的早期表现。

2.心衰病人应从合理安排休息与活动、饮食及药物配合方面加强护理。

（1）要根据自己的心功能情况安排休息与活动，可做一些轻体力劳动，如扫地、择菜等，以不出现心慌、气喘为原则。病情较重的，除日常生活要有专人照料外，应注意长期卧床带来的不良后果，如肺炎、静脉血栓、体位性低血压，还可引起食欲不振、大便干燥等。所以在心功能逐渐改善的过程中，应早期下床活动并根据自己体力恢复情况增加活动量，以不加重心衰症状为原则。

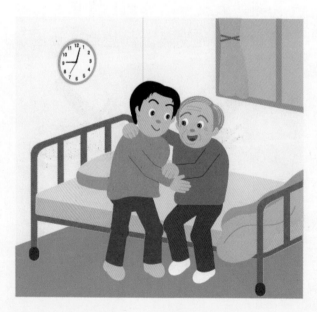

（2）饮食应为清淡、易消化、含纤维素的食物，避免饱餐，特别注意晚饭不要吃得过饱。要限制含盐高的食物，如咸菜、腌鱼、腌肉及苏打饼干等，可用糖、醋、胡椒、葱姜等调味品来改善食欲。

（3）治疗心衰的药物主要是洋地黄和利尿剂，服用洋地黄药物时，必须按医生要求服用，不可随意增加和减少药量或者停药。服用前要数脉搏，如脉搏少于60次/分钟或出现恶心、呕吐、厌食，看东西为黄绿色时应立即停药。当服用利尿药尿量多时，可多吃红枣、橘子、香蕉、韭菜等含钾高的食物。如出现困倦、四肢肌肉无力及腹胀、恶心等症状时，这是低钾的表现，应及时找医生给予补钾的药物。

（4）要建立有规律的生活习惯，保证充足的睡眠时间，每天做一些轻度体力活动和体育锻炼，可增强体质，提高抗病能力。平时要保持情绪稳定，避免焦虑和紧张，防止脾气急躁和发怒，避免一切过度劳累的体力活动。要戒烟酒，防止便秘。

【用药知识】

1.地高辛，口服，每次0.125~0.25毫克，每日1次。速尿，口服，每次20毫克，每日3次。

2.地高辛的副作用有胃肠道反应，如食欲不振、恶心、呕吐，还有心律不齐及头痛、失眠、看东西出现黄绿色等。速尿的副作用主要是大剂量使用时利尿作用增强，可发生低钾血。

功能性消化不良的家庭护理要点是什么？

功能性消化不良，是指具有上腹痛、上腹胀、早饱、嗳气、食欲不振、恶心、呕吐等上腹不适症状，经检查排除引起这些症状的器质性疾病的一组临床综合征，症状可持续或反复发作，病程一般规定为超过 1 个月。精神因素和应激因素一直被认为与功能性消化不良的发病有密切关系，通常患者存在个性异常、焦虑、抑郁的心理特征。

【临床表现】

上腹痛为常见症状，疼痛多没有规律性，部分患者上腹痛与进食有关，表现为饥饿痛，进食后缓解，或表现为餐后 0.5 小时和 3 小时之间腹痛持续存在；有的患者表现为有饥饿感，但进食不久即有饱感，称为早饱；腹胀多发生在餐后；早饱和上腹胀常伴有嗳气；不少患者同时伴有

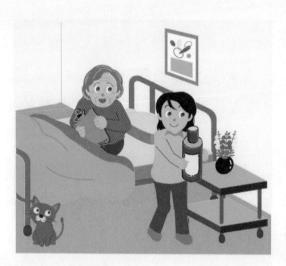

失眠、焦虑、抑郁、头痛、注意力不集中等精神症状。

【治疗原则】

治疗分一般治疗和药物治疗，一般治疗包括建立良好的生活习惯，避免烟、酒及服用非甾体抗炎药，如布洛芬等。无特殊食谱，避免个人生活当中会诱发症状的食物。根据患者不同心理特点进行心理治疗。药物治疗中可应用抑制胃酸分泌药如雷尼替丁等，适用于以上腹痛为主要症状的患者；

促胃肠动力药适用于以上腹胀、早饱、嗳气为主要症状患者，如多潘立酮、西沙必利；对小部分有幽门螺杆菌感染的功能性消化不良患者可试用根除幽门螺杆菌治疗；上述治疗欠佳而伴随精神症状明显者可试用抗抑郁药，常用三环类抗抑郁药如阿米替林。

【护理知识】

1. 腹痛的护理：分散注意力，例如数数、说话、深呼吸等；局部热疗法，对疼痛部位用热水袋进行热敷，解除肌肉痉挛而达到止痛效果；必要时可用药物止痛。

2. 心理护理：精神因素与应激因素一直被认为与功能性消化不良的发病有密切关系，当该病治疗效果欠佳时会加重患者的精神负担。因此患者要保持积极乐观的情绪，消除紧张心理，精神放松，情绪稳定，有利于增强对疼痛的耐受性，从而减轻疼痛甚至消除疼痛。

【用药知识】

1. 多潘立酮10毫克，每天3次. 或西沙必利5~10毫克，每天3次，均在餐前15~30分钟服用，疗程28周。

2. 西沙必利有腹鸣、稀便或腹泻、腹痛等副作用。

肠易激综合征的家庭护理要点是什么？

肠易激综合征（IBS）是一种以腹痛或腹部不适伴随排便

习惯改变为特征的功能性肠病，须经检查排除可引起这些症状的器质性疾病。目前认为精神心理障碍是肠易激综合征发病的重要因素。该病症状呈反复发作或慢性迁延，病程长，但全身健康状况不受影响，精神、饮食因素常可诱使症状复发或加重。最主要的临床表现有腹痛，部位不定，多于排便或排气后缓解；腹泻，大便呈稀糊状，多带有黏液，部分患者腹泻与便秘交替发生。

【护理知识】

教育患者建立良好的生活习惯。避免诱发症状的食物，一般而言宜避免产气的食物如乳制品、大豆等，高纤维食物有助改善便秘。

【用药知识】

1.胃肠解痉药。抗胆碱药可作为症状重的腹痛的短期对症治疗；钙通道阻滞剂如硝苯地平对腹痛、腹泻有一定疗效，匹维溴胺是选择性作用于胃肠道平滑肌的钙通道阻滞剂，副作用少，用法为50毫克，每天3次。

2.止泻药。洛哌叮胺或复方地芬诺酯止泻效果好，适用于腹泻症状较重者，但不宜长期使用。一般的腹泻可使用思密达、药用炭等。

3.泻药。对便秘型患者酌情使用泻药。欧车前子制剂和天然高分子多聚糖为半纤维素或亲水胶体，有强大亲水性，在肠腔内吸水膨胀，起到促进肠蠕动、软化大便的作用。

4.抗抑郁药。对腹痛、腹泻症状重而上述治疗无效且精神症状明显者可试用。

老年肺炎的家庭护理要点是什么？

长久以来，下呼吸道感染（肺炎）一直被认为是影响老年人健康的主要问题。老年人肺炎的发病率大约是青年人的10倍，50％以上的肺炎患者是大于65岁的老年人。美国1995年的统计结果表明老年人肺炎列死亡原因的第四位，在感染性疾病中位列第一。根据发病地点的不同，老年肺炎分为社区获得性肺炎、长期

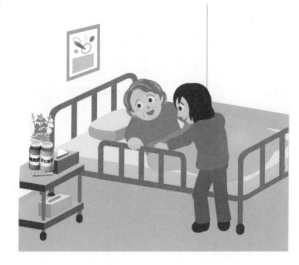

护理中心获得性肺炎和医院获得性肺炎。

【发病原因】

老年人生理结构的变化导致咳嗽和吞咽反射功能降低，使气道净化能力下降，影响了肺的天然防御机制。老年人在肺脏局部防御机能减退的同时，随着年龄的增加，机体防御机能也减退。营养不良、吸烟、慢性基础疾病如慢性阻塞性

肺部疾病、糖尿病、充血性心衰、恶性肿瘤、脑血管疾病等，成为老年人肺炎高发的重要原因。另外，老年人咽喉功能减退或受抑制，具体表现为咳嗽和吞咽反射障碍，多发生在进食和睡眠中，误吸过程中将食物或口腔中的寄生菌带入下气道，便可导致细菌感染，误吸是老年肺炎高发和难治的一个重要原因。

【临床表现】

发生肺炎后，常见的症状是咳嗽、咳痰、发热、寒战、胸疼等。老年人表现往往不典型，特别是高龄和有基础疾病的老年人，常表现为意识状态下降、嗜睡、头痛、呼吸频率增快、心动过速、食欲不振等，应特别注意。

【治疗原则】

治疗原则是抗病原菌治疗，选择敏感的抗生素，最好做痰培养，老年人药物在体内代谢慢，应注意不良反应。保证充足的热量、蛋白质的摄入，维持体内电解质的平衡。

【护理知识】

肺炎患者要注意卧床休息，注意补充水分，保证液体入量。发热的患者应注意观察体温的变化，如果患者体温在38.5℃以上，应给予物理降温，头部放置冰袋或额头上放一凉毛巾，用温水擦腋下及大腿根部等大血管走行处；尽量不用退烧药以防出汗过多，引起虚脱。保持气道通畅，咳痰的患者应口服或静脉使用化痰药，及时清除痰液，协助患者拍背有助痰液咳出，时间选择在晨起、餐前或睡前，患者高热期应进食高营养的清淡的流质或半流质饮食，如牛奶、蛋羹等，也可吃些水果，恢复期可进食高蛋白、高维生素的普通饮食，注意口腔卫生。保持口腔清洁，可促进食欲，预防口腔感染。

【用药知识】

1. 无基础疾病的社区获得性肺炎常用大环内酯类，青霉素类，第一代头孢菌素和喹诺酮类，如罗红霉素 0.5 克，每天 2 次，希克劳 0.25 克，每天 2 次或每天 3 次，可乐必妥 0.2 克，每天 3 次等。有基础疾病的老年人应住院治疗。

2. 抗生素治疗后 48~72 小时应对病情进行评价，治疗有效表现为体温下降、症状改善、血白细胞逐渐降低或恢复正常。

3. 应用抗生素后应注意观察有无不良反应和过敏反应，如胃肠道刺激症状、皮疹等。发现皮疹应立即停药，并到医院检查。

慢性阻塞性肺部疾病的家庭护理要点是什么？

慢性阻塞性肺部疾病主要包括慢性支气管炎和肺气肿，就是医生常说的 COPD。

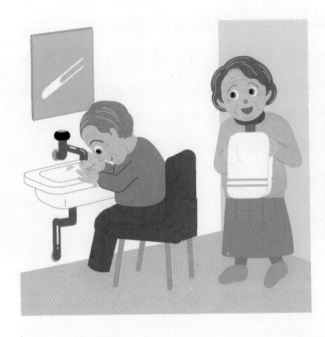

【发病原因】

慢性支气管炎是指支气管管壁及其周围组织的慢性非特异性炎症，以咳嗽、咳痰伴喘息以及反复发作的慢性过程为特征。每年咳痰达3个月以上，连续2年或更长时间。慢性炎症使气管管腔变窄及破坏小气管管壁软骨，使其失去支架作用导致弹性减退，肺泡过度膨胀、充气，同时伴有肺泡壁的破坏，使多个肺泡融合成肺大泡形成肺气肿。

【临床表现】

慢性阻塞性肺部疾病的临床表现主要是反复发作的慢性咳嗽、咳痰。

一般为白色黏液或浆液性泡沫性痰，清晨咳嗽咳痰较多，合并感染时痰量增多。可有脓性痰。如果咳嗽剧烈，支气管黏膜毛细血管破裂，则可见痰中带血。病情逐渐发展，可出现活动后气短伴喘息。早期在劳动时出现，以后逐渐加重，日常活动甚至休息时也感到气短。COPD特征性的症状就是气短或进行性呼吸困难。重症患者有胸闷和心悸。

慢性阻塞性肺部疾病由于小气管的部分阻塞，气流受限，导致肺泡过度膨胀，弹性减退，大量肺泡周围的毛细血管受膨胀肺泡的挤压而退化，使肺毛细血管大量减少。也有些肺泡虽有血流通过，由于气道阻塞，肺泡通气不良，不能参与气体交换。通气和换气功能障碍，可引起缺氧和二氧化碳潴留，最终出现呼吸衰竭。

【治疗原则】

1.慢性阻塞性肺部疾病在急性发作期以控制感染，祛痰，解痉平喘，改善呼吸功能为主。用抗生素控制感染应及时、有效、足量,感染控制后即停用。

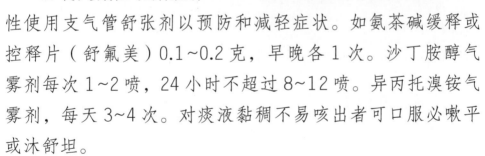

2.稳定期应长期规律性使用支气管舒张剂以预防和减轻症状。如氨茶碱缓释或控释片（舒氟美）0.1~0.2克，早晚各1次。沙丁胺醇气雾剂每次1~2喷，24小时不超过8~12喷。异丙托溴铵气雾剂，每天3~4次。对痰液黏稠不易咳出者可口服必嗽平或沐舒坦。

【护理知识】

1.教育和劝导患者戒烟，改善居住环境避免任何刺激。

2.感冒是慢性阻塞性肺部疾病急性发作的主要诱因。避免着凉，室内定时通风，禁止探访感冒患者。此外，还可用凉水洗鼻来增加鼻腔的耐寒能力。每天洗鼻2~3次，不仅可以清除藏匿的污垢和病菌，同时可增强鼻孔及整个上呼吸道对外界寒冷空气的适应性。

3.进行腹式呼吸和缩唇呼气训练。进行腹式呼吸训练是通过腹肌的舒张与收缩来加强膈肌运动，提高通气量，减轻呼吸困难，提高活动耐力。将嘴唇缩成吹笛状进行缓慢呼气，目的是增加呼气时气道内压力，防止呼气时小气道过早陷闭，以利于肺泡内废气排出。

4.运动锻炼。提高全身运动的力量和耐力，进行合适的运动锻炼，如散步、上下阶梯、打太极拳、做保健体操。从每次5~10分钟开始，逐渐增加到20~30分钟，每日2~4次。

5.家庭氧疗。安静时氧分压低于60mmHg或运动后出现严重低氧血症，要进行氧疗。一般采取用鼻导管吸氧1~3升/分钟，每日15小时以上，夜间睡眠时不间歇，使氧分压达到60~80mmHg。

6.合理安排饮食，保证营养，提高机体免疫功能。

【用药知识】

1.抗生素：头孢克罗（希克劳）0.25克，每天3次；头孢呋辛（西力欣）0.5克，每天2次；左氧氟沙星（可乐必妥）0.2克，每天2次；莫西沙星0.4克，每天1次，重者可采用静脉给药。

2.可乐必妥可使人兴奋，服药后有的人会有失眠现象，应注意第二次服药时间不宜过晚。

3. 舒氟美每天每次 0.1~0.2 克，沙丁胺醇气雾剂（万拖林），每次 1~2 喷，每天 8~12 喷。

4. 茶碱对胃肠道有刺激作用，应在饭后半小时服用。两次服药时间间隔 12 小时，对氨茶碱过敏者禁服。

5. 美普清 25 微克。每天 2 次。喘康速气雾剂、喘乐宁气雾剂，副作用为心悸、恶心、头晕，减量或停药后消失。

慢性肺源性心脏病的家庭护理要点是什么？

慢性肺源性心脏病简称慢性肺心痛，是由肺组织血管或胸廓的慢性病变引起肺组织结构和（或）功能异常，产生肺血管阻力增加，肺动脉压力增高，使右心室扩张或（和）肥厚，伴或不伴右心功能衰竭的心脏病。

【发病原因】

80%~90% 的慢性肺心病来源于慢性阻塞性肺部疾病，约 91.2% 的患者年龄在 41 岁以上。长期反复发作的慢性阻塞性肺部疾病及支气管

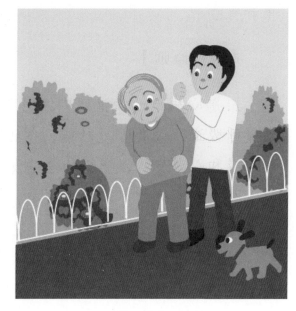

周围炎，可累及邻近肺小动脉，引起血管腔狭窄或纤维化，膨胀的肺泡挤压造成毛细血管管腔狭窄或闭塞等原因，导致肺血管阻力增加，产生肺动脉高压。长期慢性的缺氧、高碳酸血症和呼吸性酸中毒使肺血管收缩，痉挛是肺动脉高压形成的重要因素。

【临床表现】

长期肺动脉高压，肺血循环阻力增加。随着病情进程，右心室肥厚、扩张，失去代偿功能导致右心功能衰竭，最后全心衰竭。肺心病的表现，除慢性阻塞性肺部疾病的表现外，常有气促，活动后会有心悸、呼吸困难，乏力和劳动耐力下降。患者失眠，但白天嗜睡，睡眠昼夜颠倒，常有头痛、食欲下降，甚至表情淡漠，神志恍惚，口唇、指（趾）甲发绀、球结膜水肿。合并右心衰竭时，会腹胀，恶心、心率快、下肢水肿，重者有腹水。

【治疗原则】

1.肺心病急性加重期要住院系统治疗。积极控制感染，通畅呼吸道，改善呼吸功能，纠正缺氧和二氧化碳潴留，控制呼吸和心力衰竭，积极处理并发症。

2.缓解期的治疗以扶正固本、避免诱发因素、体育锻炼、改善呼吸功能为主。

3.控制心力衰竭常用洋地黄类药物如地高辛0.125毫克，每日一次，双氢克尿噻25毫克，每天1~2次，安体舒通20

毫克，每天1~2次。注意钾的补充，可口服钾水或补达秀0.5~1克，每天3次，硝酸脂类药如索尼特60毫克，每晚1次。

4.抗生素和改善呼吸功能药，同慢阻肺治疗。

【护理知识】

肺心痛患者要掌握慢性阻塞性肺部疾病的护理知识，学会有效地主动咳痰。患者可做几次深呼吸，然后在深吸气末屏气，用力咳嗽。年老体弱者，应先协助拍背。一般在晨起、餐前进行。注意痰的颜色、量和性状，痰多黏稠者可口服化痰药，如沐舒坦、稀化黏素等，也可做雾化吸入以利痰液排出。

家庭氧疗，注意氧流量不宜过高，一般每分钟1~2升，最高不超过每分钟3升。注意缺氧改善情况，一旦出现球结膜水肿，表情淡漠，甚至不能

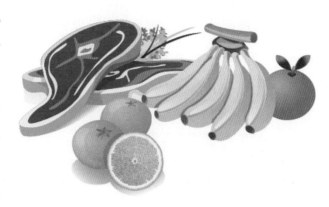

唤醒，应马上送医院救治。对于通气功能障碍的肺心痛患者如合并睡眠性呼吸暂停，可应用小型呼吸机改善通气功能，当然这必须要在医务人员的指导下使用。长期服用利尿剂的患者应注意补钾，除口服补钾剂外还应在饮食上注意补充，含钾量较高的食物有橘子、瘦肉、香蕉等。食物宜清淡，以高热量富含蛋白质的食物为主，减少淀粉类食物的摄入。

【用药知识】

1.抗生素、支气管扩张剂的使用同慢阻肺。

2.地高辛0.125毫克，每日一次或隔日一次口服。服药前应数脉搏，若少于60次/分钟，应停药。服药后注意有无恶心、呕吐、色视（绿视或黄视）、头晕等。一旦出现上述情况，应停药。

3.应用利尿剂应以小剂量舒缓利尿剂为主，如双克25毫克，每天1~2次，安体舒通20毫克，每天1~2次。注意补钾，如口服钾水或补达秀。利尿剂应晨起服用，晚间服用因尿量过多会影响睡眠。利尿过快易造成体内脱水、呼吸道脱水，则痰液黏稠，不易咳出，加重呼吸衰竭。

4.肺心病患者失眠时禁止服用安眠镇静剂，因其抑制呼吸，并抑制咳嗽反射，使痰液引流不畅，通气功能进一步减退，加重二氧化碳潴留，诱发肺性脑病。

骨关节疾病的家庭护理要点是什么？

骨关节病又称骨关节炎、增生性关节炎、老年性关节炎、退化性关节炎、肥大性关节炎等，是一种慢性关节疾病，其主要改变是关节软骨退行性病及继发性骨质增生。

【发病原因】

病因尚不清楚，可能与高龄、女性、肥胖、职业性过度使用等因素有关。

【临床表现】

主要症状为关节疼痛，常为休息痛，表现为休息后出现疼痛，活动片刻即缓解，但活动过多后，疼痛又加剧。另一症状是关节僵硬，常出现在早晨起床时或白天关节长时间保持一定体位后。检查受累关节可见关节肿胀、压痛，活动时有摩擦感或"咔嗒"声，病情严重者可有肌肉萎缩及关节畸形。

【治疗原则】

主要的治疗方法是减少关节的负重和过度的大幅度活动，以延缓病变的进程。肥胖患者应减轻体重，减少关节的负荷。下肢关节有病变时可用拐杖或手杖，以求减轻关节的负担。理疗及适当的锻炼可保持关节的活动范围，必要时可使用夹板支具及手杖等，对控制急性期症状有所帮助。消炎镇痛药物可减轻或控制症状。对晚期病例，在全身情况能耐受手术的条件下，行人工关节置换术，目前是公认的消除疼痛、矫正畸形、改善功能的有效方法，可以大大提高患者的生活质量。

【护理知识】

1.注意营养平衡，多食富含胶原蛋白和钙的食品，如牛奶、猪皮、蛋类、豆制品、蔬菜和水果，必要时要补充钙剂，以确保骨关节代谢的正常需要。

2.注意保护关节，尽量穿长裤，也可以带护膝，防止受潮受凉，每天可定时进行关节热敷和按摩，以改善血液循环，减轻膝部不适、缓解膝部疼痛和肌肉痉挛。减轻肿胀，热敷较湿敷为好，如热气浴、温泉浴、矿泉浴、旋涡浴等，也可用热毛巾湿敷。不过需注意：（1）如关节有红肿时应停止热疗；（2）高血压、心脏病者慎用；（3）夏天气温高时更需注意（急性期停止热敷）。

3.减轻关节负担。肥胖会诱发膝关节骨性关节炎的发生，故肥胖者应积极减轻体重。生活中应注意减轻关节负重，提东西最好不要超过3千克，尽可能避免爬高或搬重物等。

4.尽量选择节奏缓慢、运动量适宜和关节负重小，适合自己的锻炼方式，如多游泳、多骑自行车、少走路，避免关节过度劳累，特别是已患有骨性关节炎者，更要注意避免关节负荷过重的锻炼，如长跑、登山和频繁上下楼梯，以及在坑洼路面长时间步行和反复下蹲的锻炼。进行体育锻炼应避免过量，不得已上下台阶时最好扶楼梯或手杖。疼痛缓解后，每日平地慢走一两次，每次20~30分钟。

【用药知识】

主要是些消炎、消肿的药物，如塞来昔布、双氯芬酸钠，还可以口服硫酸氨基葡萄糖类药物，促进关节软骨的部分修复。

癌症的家庭护理应注意些什么？

癌症患者的家庭护理至关重要，实施周到的家庭护理，可以有效减轻患者痛苦，提高患者的生存质量，临床具有重要意义。

1.心理护理。大量事实证明，癌症患者生命期不仅取决于病情和医疗措施，而且与患者自身的精神状态密切相关。癌症患者确诊后会产生否认、多疑、紧张、悲观、恐惧、绝望等负面情绪，对机体免疫功能有明显的抑制作用，严重影响生存率和生活质量。所以心理护理对癌症患者非常重要。要做好病人的心理支持，及时了解病人的真实思想，有针对性地进行心理疏导。来自家庭成员精神支持能促使患者更积极地应对疾病，提高患者免疫力和适应性行为，减轻心身症状。

2.饮食护理。癌症患者代谢紊乱、负氮平衡、免疫力低下、白细胞减少、脱发等，最终成为恶病质。因此对患者进行饮食护理，改善营养状况十分必要。要采取各种方法鼓励患者进食，经常更换食谱，变化烹调方式，注意色、香、味的调配，给予高热量、高蛋白、少油腻、易消化的清淡饮食，少食多餐。每天摄入新鲜蔬菜水果，以提高食欲，补充微量营养素，对进行放、化疗的患者，要常吃动物肝脏、猪血、瘦肉、黑芝麻、莲子、大枣、枸杞子、桂圆等，以维持正常的血细胞数量和功能；建议多进食含钾高的水果，如柑橘、香蕉等，同时忌烟酒、浓茶、咖啡及粗糙的食物；如果出现咽喉有灼热感、口干、吞咽困难等口腔黏膜反应，应给患者经常漱口保持口腔湿润，食物制成肉汁、肉汤一起进食，有助于吞咽，从而提高患者的进食量。

3.疼痛护理。疼痛一直是影响肿瘤患者生活质量的主要原因之一，如何缓解癌痛也成为了癌症患者护理的主要任务之一。癌症患者可通过药物对症治疗癌痛，还可以采取心理疗法来减轻癌痛，如通过听音乐、看电视、读书、读报等方法分散病人的注意力。

4.持续性治疗及护理。严格遵守医嘱按时、按量、按顺序服药，密切观察病情变化，防止发生并发症。针对癌症患者出现的生理表现，如消化功能减退、呼吸功能减退、神经系统症状等，及时给予处理或及时咨询医生。晚期肿瘤病人全身营养差，有时合并水肿，极易产生褥疮。要保持床铺平整、清洁、干燥，经常给病人翻身。鼓励病人起床活动，天气变化时注意保暖以防止呼吸、泌尿等系统感染的发生。

老年皮肤瘙痒症的家庭护理要点是什么？

老年皮肤瘙痒症是由于皮脂腺机能减退、皮肤干燥和退行性萎缩而引起的仅有皮肤瘙痒而无明显原发性损害的皮肤病，多出现在60岁以上的群体中，男性多于女性。

【发病原因】

1.皮肤干燥：皮肤干燥是引起皮肤瘙痒的主要原因。由于表皮通透屏障损伤并伴有表皮和皮脂腺受损引起皮脂减少。皮脂减少、汗腺减少引起皮肤干燥继而常引起瘙痒，皮肤抓伤导致感染和皮炎。

2.外界感染：细菌、病毒、真菌、寄生虫感染会诱发老年人皮肤瘙痒。老年人皮肤老化，松弛起皱，甚至形成皱襞，微生物易藏匿在褶皱处繁殖生长，加之老年人皮肤结构改变和免疫功能下降致皮肤出现局部感染和瘙痒症状。

3.季节影响：老年人皮肤受到过冷、过热、湿度过低的环境刺激会诱发皮肤瘙痒，因此该病秋冬季多发，同时，秋冬季节时老年人也会受到皮毛、化纤品及粗糙毛线织品的刺激，引起皮肤瘙痒。

4.饮食不当：相关研究发现，饮食油腻、辛辣，饮食海鲜对老年皮肤瘙痒症有影响，增加皮肤瘙痒的发病率。

5.疾病因素：老年人全身皮肤瘙痒常为某些系统性疾病（如糖尿病、甲减、贫血、慢性肾衰竭等）的皮肤症状。

【护理知识】

1.环境调整：保持老年人起居环境清洁、舒爽，合理控制室内温湿度，避免受到过冷或过热刺激，避免环境过于干燥，做好防寒保暖措施，建立良好睡眠环境，避免老年人接触刺激性物质或过敏原以防诱发过敏性接触性湿疹。常见的刺激性物质及过敏原有清洁剂、肥皂、橡胶等。

2. 皮肤护理：及时为老年人的皮肤补充水分，保持皮肤清洁。

（1）洗澡次数不宜过于频繁，每周 1~2 次为宜。

（2）水温不宜过高，35~37℃为宜。

（3）时间不宜过长，10~15 分钟为宜。

（4）尽量选择弱酸性的硼酸皂，沐浴后擦拭护肤品以保持皮肤的湿度和滋润度。

（5）毛巾应柔软，内衣应选取宽大柔软的棉织品或丝织品。

3. 合理饮食：均衡清淡饮食，避免辛辣食物及烟酒，多吃富含维生素的蔬菜水果，鼓励老年人多饮水，同时在日常生活中勤运动、锻炼，提高机体免疫力，加速汗液分泌，促进皮肤吸收营养。

4. 规律生活：保持日常生活作息的规律性，睡前忌饮咖啡、浓茶，保证充足睡眠，定期体检，积极治疗基础疾病。

5. 心理护理：研究表明，心理和精神因素会促使老年人皮肤瘙痒症状更加严重，因此，应使用放松疗法缓解老年人情绪，鼓励老年人多参加老年社区活动，培养业余兴趣爱好，增加社交与沟通。

【用药知识】

1. 内用药物：抗组织胺类药物、镇静安定药，如扑尔敏、赛庚啶、定其敏、异丙嗪、安定、安泰乐等。可用钙剂静脉注射，如3%氯化钙或10%葡萄糖酸钙注射液静脉注射，每日1次，10次为一疗程。

2.局部治疗：外涂含碳酸、薄荷脑、麝香草酚、樟脑、苯佐卡因等止痒药物配成粉剂、洗剂、霜剂等各种剂型。

阿尔茨海默病的家庭护理应注意些什么?

下面介绍一种极为简便的痴呆测量方法，即长谷川痴呆测量表，可以在家里自行测量。共有11道题：

（1）今天是哪年、哪月、哪日、星期几?

（2）这里是什么地方?

（3）您多大年纪了?

（4）您在这里住多久了?

（5）您在什么地方出生的?

（6）中华人民共和国哪年成立的?

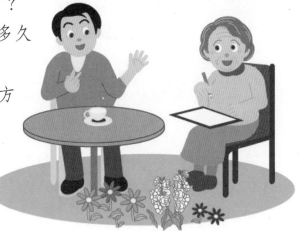

（7）一年有多少天?

（8）中国现任总理是谁?

（9）请计算100-7=？ 93-7=？

（10）我先说几个数字，请您将它们的顺序倒过来说，例如：我说"1-2"，您就说"2-1"，明白了吗？当病人理解之后就可以开始，两次即可。

（11）现在我给您看两样东西，看完后记住它们，然后请您回忆出来刚才看见了什么东西（看过后将东西盖起来，再让病人回忆，此五种东西为铅笔、火柴、手表、钥匙和硬币）。这一方法每个题目均有相应得分：（1）3分；（2）2.5分；（3）2分；（4）2.5分；（5）2分；（6）3.5分；（7）3.5分；（8）3.5分；（9）答对一题得2分，两题都答对得4分；（10）每答对一次得2分，答对两次得4分；（11）回忆对5种得3.5分，4种得2.5分，3种得1.5分，2种得0.5分，回忆一种或不能回忆、回忆错误得0分。全部正确，满分为32.5分。

结果判断：10分及以下为痴呆；

10.5~21.5分为可疑痴呆；

22~30.5分为边缘状态；

31~32.5分为正常。

如果怀疑家里的老年人有患阿尔茨海默病的可能，应及时送到医院进一步确诊，以便得到及时有效的治疗。

对于阿尔茨海默病一般采用药物治疗，包括脑循环改善剂、脑代谢改善剂和与神经递质有关的促智药。如果有冲动行为，还可适量服用治疗精神症状的药物。在护理和康复方面应注意以下几方面：

1.注意心理调整和护理。对于痴呆所伴发的一些精神症状和性格变化，家人应予以理解。照顾好患者的个人卫生。培养和训练生活自理能力。注意安全。注意预防和治疗躯体疾病。

2.预防阿尔茨海默病，老年人应在日常生活中注意避免危险因素，戒除不良的生活方式和饮食习惯，避免独居，学会改善和自我调节情绪。积极防治相关疾病，如高血压病、高血脂症、糖尿病等。勤动脑，对外界事物保持一定的好奇心，积极参与家庭和社会活动。

老年人常见急症应对

晕厥的应对措施有哪些?

晕厥俗称昏倒,是由于一过性脑血流量不足所引起的短暂性意识丧失。脑血流量决定于脑血管阻力和动脉血压。当脑血流量低于每100克脑组织30毫升/分钟的临界限度时,即可能发生晕厥。老年人由于脑血管硬化、顺应性差,脑供血不足时更易发生晕厥。

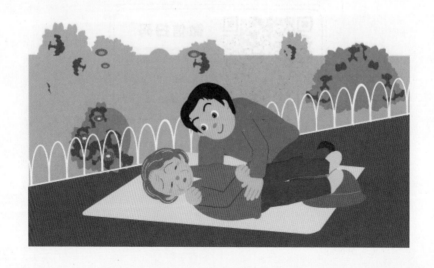

【诱发因素】

1.情绪紧张、疼痛、通气不良等可诱发血管抑制性晕厥。

2.心脏器质性病变使心输出量减少,可发生心源性晕厥。

3.由于脑血管阻力过高或血管运动中枢调节失常,可诱发脑源性晕厥。

4.头颈部突然转动可诱发颈动脉窦性晕厥。

5.夜间起床排尿,因腹压下降导致周围血管扩张,可诱发排尿性晕厥。

6.饥饿可诱发低血糖性晕厥。

7.剧烈咳嗽导致胸腔和腹腔压力升高影响静脉回流,可诱发咳嗽性晕厥。

8.持续用力屏气可产生屏气性晕厥。

9.服用降压药物,卧位或下蹲位突然站立时,可诱发直立性低血压晕厥。

【临床表现】

发作前期:常有头部不适、视力模糊、面色苍白、多汗等。若及时采取头低位或卧位可终止发作。

发作期:轻者头晕、恶心,重者突然意识丧失,全身肌肉紧张度消失,猝倒。发作时间短暂,脑电图可见持续3~10秒的对称性2~3Hz的慢波。

发作后期:苏醒后处于意识混乱状态,腹部不适,恶心,有便意,甚至呕吐或大小便失禁。脸色苍白与出汗可持续一段时间，并有极度疲劳，嗜睡。发作后期延续时间由数秒至半小时不等。

【辅助检查】

血液检查可发现贫血或低血糖。

心电图检查对于心律失常、心肌缺血所致心源性晕厥可提供依据。

【救治措施】

对症处理：让病人安静放松，平卧于空气流通处，取头低脚高位，并松解衣领、腰带；亦可针刺人中、百会、合谷、十宣等穴位。

【病因治疗】

对引起晕厥的疾病进行相应的治疗。对血管抑制性晕厥者，应避免久立、疲劳。药物引起的直立性低血压，应停药或减量；非药物引起者，起立时应动作缓慢，可给予高盐饮食，或麻黄素15~30毫克，每日2~3次口服；或少量泼尼松5毫克，每日3次口服；也可服用中药补中益气汤（丸）。频发颈动脉窦晕厥者，可到医院施行颈动脉窦神经切除术。排尿性晕厥，在夜间排尿时采取坐位。

摔倒的应对措施有哪些?

日常生活中，经常会遇到老年人突然摔倒的情况，很多人不知所措，不知道如何进行急救。其实见到老年人摔倒后，不一定要马上将其扶起来。否则会酿成大祸：比如中风或蛛网膜下腔出血，立即扶起患者只会加重出血症状；脑供血不足引起的晕厥，本应平卧，

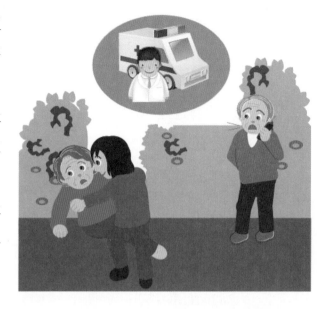

如将其扶起，反而加重脑部缺血状况；如发生骨折或脱臼，搀扶可能会加剧损伤。因此当老年人摔倒时，应先观察老年人的表情、神态、意识状态等，询问摔倒原因，然后给予帮助：如果是心绞痛患者，应让其服下急救药，然后送往医院；若昏迷或语言障碍的患者，应立即打急救电话；对于呕吐患者，应将其头部侧向一边，以防呕吐物入呼吸道导致窒息。

如果发现腰部疼痛剧烈，有可能腰椎骨折，应让病人平躺，勿扭动腰部，再予送医。

送医院前应简单检查四肢，询问是否疼痛。如果发现肢干部变得弯曲柔软且伴有剧烈疼痛即有可能是骨折，应以任一木板固定，以防二度伤害，导致肌肉内出血。如果有流血的地方，可以清洁布料或纸直接压迫伤口以防出血。搬动患者时，应一人托头及胸部，一人托腰及臀部，一人托腿及脚部，动作宜缓慢平稳。

低体温的应对措施有哪些?

正常人的体温在 37℃ 左右。当肛门温度低于 35℃ 时，称为低体温。据报道，当肛温低于 32℃，50％ 病人可能导致死亡；低于 30℃，则死亡率可达 70％。故老年人低体温不可忽视。

【病因】

老年人发生低体温常见于人体衰老，新陈代谢降低，体内产生的热能亦减少。

老年人体温调节中枢功能减退，在低温环境中不能相应地使血管收缩，因而散热增多致体温下降。

老年人对外界反应能力差或反应迟钝。即使气温下降，亦感觉不出，因而未及时添衣保暖。

老年人活动量小，体内产热亦随之减少。

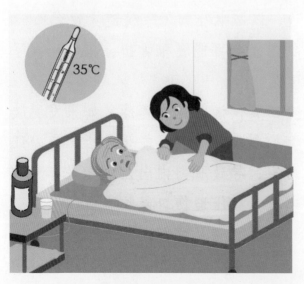

常服镇静安眠药，可损害体温调节机能，诱发老年人低体温。

【临床表现】

低体温严重时表现为自觉畏寒，皮肤苍白湿冷，四肢冰凉，面部水肿，食欲不振，精神恍惚。语无伦次，脉搏微弱，心跳缓慢，心律失常，血压下降，呼吸浅慢，躯干逐渐僵直。

【救治措施】

1.设法提高室温，使室温保持在25～28℃，躺在电褥上，盖好毛毯或棉被，用热水袋保温，饮用温热饮料。

2.病情危重者，要去医院静脉滴注能量合剂、复合氨基酸，同时采取其他对症救治措施。

头痛的应对措施有哪些?

头痛是老年人常见症状之一，常给病人带来一定的痛苦。头痛可能是多种疾病的症状之一，也可以是一种独立的疾病。

【病因】

紧张型头痛（神经性头痛）：源于头部肌肉紧张、收缩，头部呈紧束感或压迫性头痛，多由精神因素所引起。

血管性头痛：包括偏头痛和群集性头痛。大多数头痛是因为颅内外疼痛敏感组织中的痛觉神经末梢受到某种物理、化学及生物等的刺激，产生异常血管神经冲动，经感觉神经，通过相应的神经通路，传达到大脑而感知。

【临床表现】

紧张型头痛疼痛部位与程度不恒定，常位于前额、后枕部及两侧颞部，表现为持续性钝痛或紧束感、压迫性疼痛，疼痛持续数日或数周，局部肌肉可有压痛。可伴失眠、恶心、呕吐、视物模糊。

血管性头痛发作前无视觉先兆，头痛呈搏动性，可为单侧，亦可双侧，一般持续数小时至2天缓解。

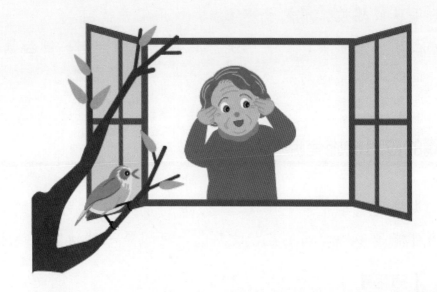

【救治措施】

1.精神全面放松，保持愉快心情，适当闭目养神。

2.有规律的生活和工作，保证睡眠充足，戒除不良嗜好。

3.按压两侧太阳穴与风池穴。

4.温水洗浴全头，可解除脑部血管痉挛，使疼痛减轻、思维敏捷。

5.一般性头痛可试服正天丸或通天口服液。

6.避免某些诱发头痛的食品，如巧克力、奶酪。勿暴饮暴食或忍饥挨饿。

7.紧张型头痛的治疗，主要在于解除焦虑和忧郁的情绪，可使用针灸、按摩、热敷、电兴奋或局部封闭，适当服用止痛药、解痉剂、抗抑郁药和镇静剂，可选用地西泮（安定）5毫克，每日1次，睡前服；阿米替林25毫克，每日1次，睡前服，同时服用心得安10～20毫克，每日3次；或选用阿普唑仑、艾司唑仑（舒乐安定）、依替福辛等。

心动过速的应对措施有哪些?

心跳次数每分钟超过109次，称为心动过速。若心率达到160~220次/分钟，则为快速性心律失常。

【病因】

临床常见的快速性心律失常有：阵发性室上性心动过速、阵发性心房扑动及阵发性心房颤动等。阵发性心动过速中，以室上性心动过速最为常见，多发生于患有器质性心脏病的老年人，如冠心病、高血压性心脏病等。

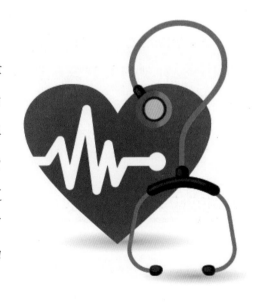

可因情绪激动、过度劳累、烟酒过度而诱发。

发作时出现心悸、胸闷、头晕，或伴有眼花、恶心、呕吐、面色苍白、血压下降等。症状发作持续数分钟、数小时或数天。

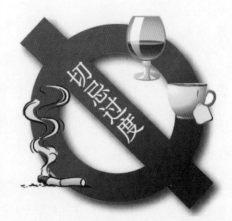

【救治措施】

1. 休息：立即停止活动，卧床休息。

2. 刺激迷走神经疗法：屏气法：深吸或深呼一口气后屏住呼吸，屏气时间以能耐受为度，然后再用力呼气或吸气。诱发呕吐反射：用压舌板或牙刷柄刺激咽喉部，诱发呕吐反射。压迫眼球：患者平卧，眼球向下，双眼闭合，用拇指在一侧眼眶上缘下适当用力压迫眼球上部使略感疼痛为度，每次压迫10~15秒。有眼疾者禁用此法。

3. 药物治疗：口服心律平，每次0.1～02克，每日3次。或针灸：针刺内关穴或睛明穴。

要注意去除诱发因素，避免过度劳累和情绪激动，禁烟、酒，少饮浓茶。并针对病因进行治疗。

胸痛的应对措施有哪些？

【病因】

老年人发生胸痛常见于冠心病、心绞痛、心肌梗死所致的心肌供血不足。其他亦可见于肥厚性心肌病、主动脉瓣膜病、肺部炎症、胸膜病变、肋间神经痛等。全身性疾病如血液病、骨肿瘤、胶原性疾病、痛风等亦可引起胸痛。

【救治措施】

1.避免情绪紧张，严重时卧床休息。

2.伴有烦躁焦虑者，可口服地西泮（安定）2.5毫克或利眠宁5~10毫克。

3.心绞痛者舌下含服硝酸甘油0.3毫克或硝酸异山梨酯（消心痛）10毫克。

4.神经肌肉痛可服颅通定60毫克或其他镇痛药，如消炎痛25毫克，每日3次；甲氯灭酸，每次100毫克；双氯灭痛，每次25毫克；安乃近0.5克或布洛芬0.2克，每日2次。

5.对关节、肌肉或神经性疼痛，可局部贴敷麝香止痛膏、伤湿止痛膏等。

6.针对原发病因进行有效治疗。

痰液堵塞的应对措施有哪些？

老年慢性阻塞性肺病患者常因痰液不易咳出而痛苦，甚

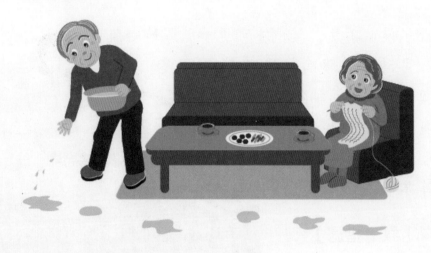

至危及生命。帮助痰液排出的方法有：

1. 提高室内空气湿度：可在室内放 10 余个敞口水杯或面盆，内加温水使其不断蒸发；一天数次在室内喷洒清水；口鼻对着盛有热水的口杯吸入热蒸汽。

2. 学会咳痰：咳痰时尽可能先大口吸气，然后突然用力收缩腹肌，吐气，使气流猛然冲击气道内的分泌物，继而身体前倾，双手抱腹用力，反复数次，至痰咳出。

3. 体位引流：根据病变部位采取不同姿势，使病变部位处于高位，大支气管处于低位，让痰液随体位而引流到大支气管，然后将痰液咳出。每天引流 2~3 次，每次约 10~15 分钟。

4. 拍背：体位引流的同时，家人可用空心拳或掌拍击患者背部，使得支气管内的分泌物趋于松动，有利于痰液的排出。

噎食的应对措施有哪些？

老年人进餐时常发生噎食。这是因为老年人多有牙病或

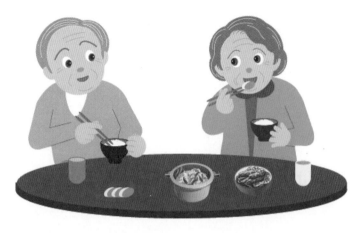

牙齿缺失，咀嚼功能不良，容易囫囵吞咽；老年人脑血管病变发生率高，咽部反射迟钝，吞咽动作不协调；老年人食管狭窄，可因情绪不稳，或饮酒等刺激导致食管痉挛，故容易使食物团块堵塞于声门或误入气管而造成窒息。

【救治措施】

患者处于卧位，救治者可立即用双手于患者剑突向上予以猛烈冲击；如患者处于坐位或立位，救治者可在患者身后用双拳或其他钝物体顶于剑突下，向内向上猛烈冲击。采用上述冲击的气流压力可达 4.1 千帕（31 毫米汞柱），这样的冲击力大多可将堵塞的食物团块排出。

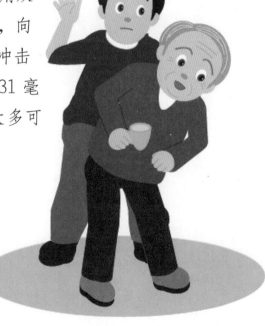

【预防方法】

老年人进食宜细嚼慢咽，饭菜宜软烂，少饮酒或不饮酒。

进食时应保持心情舒畅，切忌边吃边谈笑，更不宜在盛怒之下进餐。

一般性噎食，可立即拍打背部或缓慢饮咽温水 1~2 口。

呕吐的应对措施有哪些？

【病因】

老年人发生呕吐的原因可见以下一些情况：

1.饮食不当，加重了胃肠负担，反射性地增强胃及小肠逆蠕动，使得胃内容物呕吐出体外。

2.由于精神紧张、焦虑、失眠等心理因素引起大脑皮质的功能失调，从而兴奋延髓的呕吐中枢，出现恶心、呕吐，临床称之为神经性呕吐。

3.慢性胃肠道疾病。

4.非胃肠道疾病也常可引起恶心、呕吐，如肾脏疾病导致肾功能不全、尿毒症，急性心肌梗死，脑血管意外，高血压急症，糖尿病酮症酸中毒等。

5.长期服用某些药物，可引起胃肠反应而发生呕吐，如阿司匹林、消炎痛、地高辛、复方新诺明、红霉素处等。

【救治措施】

1. 对疾病引起的呕吐，应针对病因给予有效的治疗。

2. 神经性呕吐，可服生姜汁 30~40 滴；或用生姜 10 克，半夏 6 克，水煎服；亦可配合服用地西泮 2.5 毫克，每日 3 次，或利眠宁 10 毫克，每日 3 次。

3. 药物治疗可服异丙嗪 12.5~25 毫克；或胃复安 5~10 毫克；或吗丁啉 10~20 毫克。

4. 按摩天突穴（在咽喉下 2 寸处之凹陷），以顺时针方向按摩 3~5 分钟，每分钟 50 次左右，每天按摩 2~3 次。每次按摩后用热毛巾或热水袋敷剑突下 20 分钟；每晚用热水泡脚，2~3 日可获良好的治疗效果。

5. 忌饮酒及食用辛辣等刺激性食物。

便秘的应对措施有哪些?

大便次数减少，粪便干硬且排便困难称为便秘。一般 48 小时以上未排便，且排便困难即为便秘。但正常人排便习惯也有 2 ~ 3 日 1 次，并无不适感，不应认为异常。老年人便秘危害极大，由于用力排便可引起心脑血管意外发生。

【病因】

1. 不良生活习惯，如无定时排便的习惯。

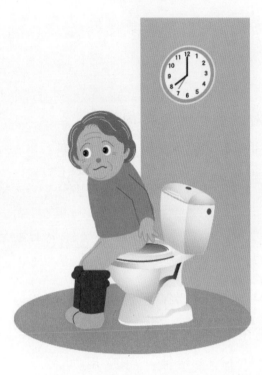

2.饮食过于精细少渣，缺乏食物纤维；或液体摄入不足。

3.肥胖而很少活动。

4.某些疾病的影响，如全身衰弱性疾病、肛门疾患所引起的局部疼痛、结肠病变、神经性疾患、精神性疾患、内分泌疾病、代谢紊乱等。

5.某些药物的作用，如长时间服用含钙、铝的抗酸剂，抗胆碱能药物，神经节阻滞剂，补血剂，长期滥用泻剂等。

6.衰老的影响，随着年龄的增长，消化酶的分泌减少；腹部和骨盆肌肉无力，敏感性降低；结肠肌层变薄，肠平滑肌张力减弱，肠反射降低，蠕动减慢等，都易造成便秘。

【救治措施】

1.调整饮食结构：多吃富含纤维素的蔬菜、水果，适当吃些麦片、麸皮等粗粮，少食辛辣及油炸食物，戒除烟酒嗜好。

2.定时排便养成每天定时大便的良好习惯。

3.饮温开水：每日清晨饮温开水或凉开水一杯（300~500毫升），能刺激肠管蠕动，有助于排便。亦可用大枣煮汤或蜂蜜调水冲服，以润肠通便。若配合早晚服用花粉半汤匙，效果更好。亦可用中药番泻叶 3 ～ 6 克，泡茶饮，每日 2 次。

4. 常食水果：经常食用有助于通便的食物，如香蕉、大枣、芝麻、核桃、银耳汤，或睡前喝一杯热牛奶。

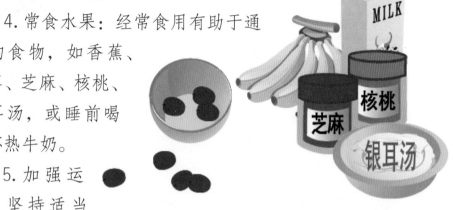

5. 加强运动：坚持适当的体育锻炼，可促使胃肠蠕动增强，分泌增加。

6. 按摩腹部：清晨空腹，以脐孔为中心，顺时针及逆时针方向各按摩 100 次，有防治便秘之功效。

7. 药物通便：可酌情服用缓泻剂，如酚酞（果导）、大黄苏打片、便塞停、麻仁丸、蓖麻油、液体石蜡等。严重便秘可用开塞露塞肛、温盐水灌肠。但泻药不宜长期使用，更不宜使用强烈泻剂。

8. 借助外力排便：大块粪便嵌塞，单用开塞露难以奏效，可用手指（戴上指套）伸入肛门内将粪块捣碎，抠出，然后再用温盐水灌肠，使粪便排出。

9. 治疗长期便秘，应查明病因，针对病因进行治疗。

腹泻的应对措施有哪些?

排便次数增多，且呈稀便为腹泻，常伴有腹痛。老年人由于肌肉组织萎缩，组织间隙的水分减少，肾小管浓缩稀释功能降低，对水分丢失的调节能力较差。所以在严重腹泻时，体内水分大量丢失，容易导致水、电解质紊乱，酸碱平衡失调，脱水甚至休克等严重后果。

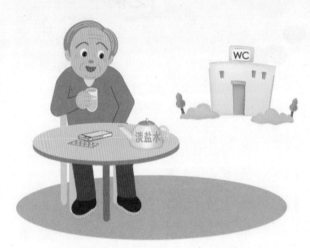

【病因】

老年人腹泻的常见病因有，急性肠道疾病（如急性胃炎、急性肠炎、消化不良、肠道菌群失调等）、食物中毒、某些全身性疾病（如过敏性紫癜、尿毒症、败血症、甲状腺功能亢进危象）及某些药物的作用。

【救治措施】

1.多饮水：腹泻急性期应暂禁食，多饮淡盐开水（食盐6～8克调入饮水500毫升内），每日总量应在2000毫升以上，以防止脱水及电解质紊乱；症状缓解后饮食宜清淡，吃少油少渣多水分易消化的食物，如米汤、藕粉、蒸鸡蛋等；宜少吃多餐，忌辛辣厚腻。

2.西药治疗

（1）抗感染：用氟哌酸、黄连素、庆大霉素、甲硝唑、利菌沙或环丙沙星。

（2）解痉止痛：用阿托品、山莨菪碱、颠茄等。

（3）收敛止泻：用次碳酸铋或次硝酸铋，亦可服用易蒙停1～2片或复方樟脑酊5毫升。

（4）双歧杆菌制剂：肠道菌群失调性腹泻应停用抗生素，并给予双歧杆菌制剂。

3.中成药：藿香正气丸、六和定中丸、附子理中丸、参苓白术丸、保和丸、时疫止泻丸或六一散等。

4.针灸：取足三里、三阴交、大肠俞、阳陵泉、合谷、中脘等穴。

5.预防：严格把好进口食物关，不吃变质、污染或有毒食物，食具每天应消毒，实行分餐制。

排尿困难的应对措施有哪些?

50岁以上的男性出现排尿困难,多因雄性激素代谢异常,引起前列腺增生,压迫尿道所致。此外,中老年人体弱多病,身心过于劳累,膀胱过度充盈,均可使逼尿肌收缩力减弱;饮酒、寒冷、大便秘结均会使膀胱充血,尿道阻力增加而造成排尿困难;某些药物的作用,如阿托品、颠茄、山莨菪碱等有抗胆碱能神经的作用,可使膀胱收缩力减弱,引起排尿障碍。

【临床表现】

开始为排尿次数增多,尿线变细,射程变短,排尿无力或呈点滴状,常有尿不尽感;排尿困难逐渐加重,直至尿潴留。

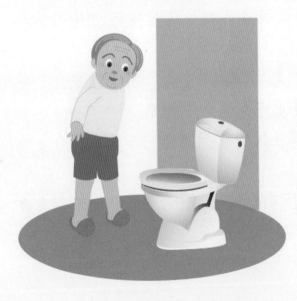

【救治措施】

1.休息:平时多注意休息,避免身心劳累和受寒,养成良好的排尿习惯,防止膀胱过度充盈,夜间不可憋尿。

2.少量分次饮水:保持心情舒畅,饮水宜少量、分次慢饮,切忌一次摄取大量水分而引起膀胱短时间内过度充盈。

3. 慎用药：中老年人应慎用导致膀胱收缩力减弱的药物。

4. 药膳调治：

（1）附片茯苓粥：制附片 6 克，茯苓 20 克，布包煎汤后，将汤加入粳米 60 克煮粥，早、晚餐食用，10~15 天为 1 个疗程。

（2）瓜皮小豆茅根饮：西瓜皮、赤小豆、茅根各 50 克，水煎服，每日 1~2 次，连服 7~10 天。

5. 治疗原发病：积极治疗前列腺增生。

6. 导尿：尿潴留而其他措施无法使尿排出时，可考虑行导尿术。

下肢痉挛的应对措施有哪些？

下肢痉挛又名腿抽筋。以往多认为中老年人腿抽筋是着凉或缺钙所致。近年来医学研究表明，中老年人腿抽筋或腿有不适感，主要与腿部血液循环障碍有关。

【病因】

由于中老年人

多伴有动脉硬化，腿部的血液供应减少，白天活动时，由于肌肉的收缩和舒张，腿部血流基本上能维持正常。夜间休息后，腿部血流减慢和减少，一些代谢物质不能被血流带走，积聚于腿部肌肉中，当达到一定浓度时，便会刺激肌肉产生强直性收缩，而发生腿抽筋现象。

【救治措施】

1. 按摩穴位法：按摩人中、承山穴，每次2~3分钟，使穴位处有酸、麻、胀感为宜，每天按摩2~3次。

2. 手拉中指法：左腿抽筋拉右手中指，右腿抽筋拉左手中指，多可立时见效。

3. 手扳脚板法：小腿痉挛时，将腿伸直，然后用两手将脚板和脚趾一齐往上扳，亦可很快解除痉挛状态。

4. 推摩胸腹法：病人仰卧，以右手掌平按胸部，自上而下移向左腹部顺时针方向绕腹加压，推摩4~5圈；再换左手以同样方式做相反方向推摩4~5圈。然后左、右手掌交替从胸口垂直至小腹，自上而下来回加压推摩各4~5次，腿痉挛即可解除。

5. 磁吸针疗法：取双侧曲泽、承山穴，及足反射区肾上腺与淋巴腺反射点，针吸15分钟，每日1~2次，7~10天为1个疗程。

【预防】

每晚睡前1小时洗温水浴，或在睡前以温水（38 ~ 45℃